Mariano Fontela & Fernando Proto Gutiérrez

Epistemología política de la infodemia

Comunicación pública de la anticiencia y conspiración social

Escrito en homenaje a
Ginés González García

Coordinación editorial
Agustina Issa

Coedición Internacional
Buenos Aires – México

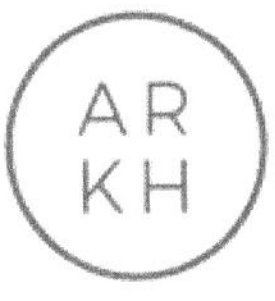

Proto Gutiérrez, F., Fontela, M.,
Epistemología política de la infodemia: comunicación pública de la anticiencia y conspiración social. Buenos Aires, México: Arkho Ediciones, Revista y Casa Editorial Analéctica, 2024. 273 pp.; 15.24 x 22.86 cm.

ISBN: 979-834-07-1908-9
CDD: 613

Primera edición: noviembre de 2024
Distribución mundial

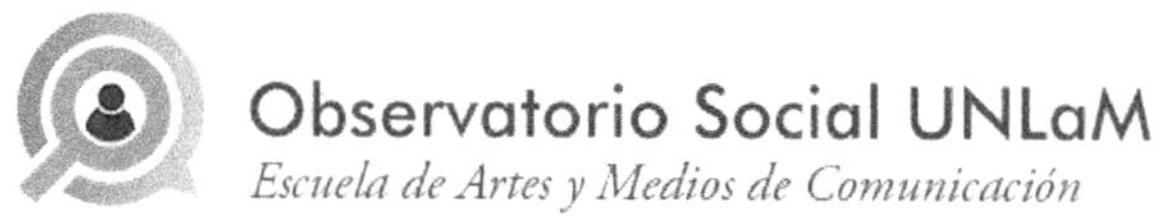

Arkho Ediciones – www.arkhoediciones.com
Casa Editorial y Revista Analéctica – www.analectica.org

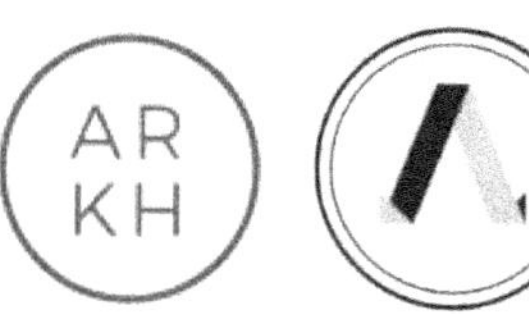

Índice

Milei, injurias y pandemia

Durante un discurso, el sábado 19 de octubre de 2024, el presidente Milei insultó a Ginés González García, que había fallecido el día anterior: "En el momento en que apareció el COVID y el problema de la pandemia, una de las cosas que se recomendaba era, digamos, el uso del barbijo y el testeo masivo. Digo, eso tiene que ver con un modelo que es el modelo que se utiliza para analizar las pandemias o las epidemias que se llama SIR (Susceptibles Infectados y Removidos), donde, claramente, digamos, el barbijo baja la tasa de transmisión, y los testeos, digamos, lo que hacen es remover más rápidamente a los infectados, y por ende baja la velocidad de transmisión. Lo menciono también porque en el día de ayer dejó este mundo, digamos, ese ser siniestro que fue el impresentable y repugnante ministro de Salud que tuvimos, cómplice de la cuarentena cavernícola más grande de la historia, y que además fue el responsable, junto al expresidente Alberto Fernández, de la muerte de cien mil argentinos, porque si Argentina hubiera hecho las cosas como un país mediocre hubiera habido 30.000 muertos, y sin embargo nosotros pasamos los 130.000. Por lo tanto, digamos, a pesar de que murió y a la gente le gusta manifestar, eh, digamos, parece que los muertos se vuelven buenos. No, no, este era un hijo de remilputa y será recordado como un hijo de puta". En ese momento se oyen gritos de festejo y aplausos entre el público.

Respecto a los datos sobre la pandemia, el presidente repitió lo que había dicho al asumir, el 10 de diciembre de 2023: "durante la pandemia, si los argentinos hubiéramos hecho las cosas como la media de los países del mundo, hubiéramos tenido 30.000 muertos. Pero gracias al 'Estado te cuida' y su ineficiencia, 130.000 argentinos perdieron la vida". ¿De dónde sacó que ese resultado era esperable para la Argentina? Tomando por ejemplo los datos del sitio web *ourworldindata.org* (OWID) del día 10 de diciembre de 2023, las

130.682 personas cuya causa de fallecimiento confirmado fue el COVID-19 hasta esa fecha significaron que la tasa de mortalidad acumulada en Argentina fue de 2.871 por millón de habitantes. Si hubieran muerto solamente 30.000 personas, esa tasa habría sido de 659 por millón.

¿Cuál fue la tasa acumulada en otros lugares? Según la misma fuente, en Europa la tasa fue 2% inferior a la de la Argentina: 2.800. Otros países, como Estados Unidos y Brasil registraron una mortalidad acumulada muy superior a la de la Argentina. Si bien Milei durante la pandemia había elogiado públicamente la política preventiva británica para exponerla como modelo a seguir por la Argentina, en el Reino Unido la tasa de mortalidad por COVID-19 también fue mayor que la de nuestro país. Francia y España tuvieron tasas inferiores a la Argentina, pero superiores a los 2.500 fallecidos por millón de habitantes. Incluso países considerados exitosos durante la pandemia, como Alemania o Suiza, superaron largamente la "tasa Milei": 2.100 y 1.600, respectivamente. Suiza, un país cuya política sanitaria ante la pandemia fue reconocida mundialmente, duplicó con creces (2,5 veces) la tasa de mortalidad que Milei considera propia de un país mediocre. Existiendo Google, es muy fácil revisar datos de fuentes serias. De los países con mayor población, solamente India y China (376 y 85 fallecidos por millón de habitantes, respectivamente) registraron tasas de mortalidad óptimas durante la pandemia, aunque resultaría dudoso que se los pueda citar como muestra cabal de las consecuencias positivas de una ausencia del Estado en la prevención de los contagios.

El mayor estudio comparativo sobre la mortalidad por COVID-19 en los distintos países del mundo lo realizó la revista británica *The Lancet* en marzo de 2024: un extenso artículo con estimaciones mundiales de mortalidad y esperanza de vida en 204 países y territorios y 811 localidades subnacionales entre los años 1950 y 2021, y que compara estimaciones del exceso de mortalidad debido a la pandemia de COVID-19 en 2020 y 2021. El estudio utilizó 22.223 fuentes de datos de registro civil, muestreos, encuestas, censos y otras fuentes. El exceso de mortalidad fue definido como la mortalidad por todas las causas menos la mortalidad que se esperaría si la pandemia no hubiera ocurrido, según las tendencias históricas. El exceso de muertes es el que se atribuye a la pandemia en su conjunto, tanto por la infección de Coronavirus como por otros factores relacionados con la pandemia, tales como las demoras en la atención de la salud.

Esta comparación internacional basada en cuantiosos datos fehacientes desmiente rotundamente las afirmaciones alegres del actual presidente: mientras que en el mundo el exceso de mortalidad fue estimado en 104 por cien mil habitantes, en Argentina el valor fue inferior: 85, superado incluso por el promedio "de los países de altos ingresos". En algunas regiones la mortalidad por COVID-19 fue sustancialmente mayor: por ejemplo, en Europa del Este (333), en Europa Central (254) o en Latinoamérica y el Caribe (199). En la Argentina la mortalidad por COVID-19 durante la pandemia fue similar a la de Europa Occidental (85).

En América Latina, los mejores resultados se observaron en Uruguay (49), Costa Rica (74) y Panamá (81). Mostraron un mayor exceso de mortalidad por COVID-19 que nuestro país: Chile (103), Paraguay (111), Brasil (136) o Colombia (170), y a varios otros países de la región les fue aún peor. Si bien hubo naciones de alto nivel de ingresos que mostraron resultados óptimos en este indicador, como Australia, Japón, Irlanda o Noruega, hubo otros que, pese a tener sólidos sistemas de salud, superaron la mortalidad por COVID-19 de nuestro país: Holanda (92), Canadá (95), Gran Bretaña (102), España (103), Italia (138) o Estados Unidos (159). Tuvieron un mejor desempeño que Argentina, entre otros: Suecia (50), Alemania (60), Suiza (69) y Francia (74). Ninguno de estos países obtuvo un índice que siquiera se acercara a la tasa que Milei consideraba posible para la Argentina. Mediocres.

Tal como explicó Federico Tobar, "si en Argentina se hubiera registrado la misma performance ante la pandemia del promedio de América Latina, habríamos padecido 376 mil muertes. Si hubiéramos tenido la misma respuesta que Estados Unidos, habríamos alcanzado las 300 mil muertes. Si hubiéramos tenido la respuesta del sistema de salud de Brasil, Argentina habría registrado 257 mil muertes. Si hubiéramos alcanzado la respuesta de España, habríamos registrado 194 mil muertes. Si hubiéramos logrado la misma respuesta de Gran Bretaña, habríamos tenido 194 mil muertes".

Respecto a la "cuarentena cavernícola", cabe recordar que los organismos internacionales y la comunidad científica la recomendaban severamente. No es secreto para nadie que en ese momento todos los gobiernos provinciales, de distintos signos partidarios, reclamaron y apoyaron públicamente las restricciones a la circulación, por lo que resulta por lo menos malintencionado adjudicárselas solamente a dos personas. Tal vez no sea mera casualidad el hecho de que durante la pandemia absolutamente todas y todos los dirigentes opositores al gobierno nacional que ocupaban cargos ejecutivos en provincias y municipios apoyaran esas restricciones, y que los únicos que las criticaron tenían cargos legislativos o estaban directamente en el llano. Por ejemplo, en abril de 2021, cuando Ginés ya había renunciado, el ministro de Salud en el gobierno de Milei, Mario Lugones, hizo declaraciones a un diario en las que recomendaba "mantener el distanciamiento social", agregando que había que "ponerse tapabocas, lavarse las manos, seguir vacunándonos, pero necesitamos que la gente deje de circular". Está en Google. Conviene recordar que en diciembre de 2020 se comenzaron a aplicar en el mundo las primeras vacunas contra la COVID-19.

El modelo SIR fue expuesto hace casi cien años, pero la R significa "recuperados" y no "removidos". Durante la pandemia, los testeos recién lograban identificar los casos positivos cuando las personas ya llevaban varios días infectadas y contagiando a otras personas. La logística necesaria para "remover" decenas de miles de personas cada día en un país cuya superficie continental es de 2,8 millones de kilómetros cuadrados tampoco parece a priori sencilla. Queda asimismo la duda sobre si quienes se inclinaban por esta solución alguna vez se plantearon seriamente adónde pensaban llevar y traer a tanta gente, o cómo pensaban alimentarla, entre otras minucias. La idea de remover infectados como herramienta principal de prevención en la pandemia suena francamente bonita, pero nunca dejó de ser una fantasía surrealista. En casi cinco años ninguna institución con algún prestigio científico hizo un solo estudio tomándola como referencia. Siempre son bienvenidos los librepensadores, pero citarla hoy no parece ser un aporte criterioso, y menos en el marco de la adjudicación de la responsabilidad por el fallecimiento de "cien mil argentinos".

Uno de los sitios web más consultados en el mundo durante la pandemia compara estadísticas internacionales: el ya mencionado OWID. Allí se consigna aún hoy un "índice de rigurosidad" basado en nueve indicadores de prevención de los contagios, que incluyen cierres de escuelas y de lugares de trabajo o prohibiciones para viajar, en una escala de 0 a 100. Según el sitio, si se toma por ejemplo el día en que renunció Ginés, el índice de "rigurosidad" de las restricciones de la Argentina era similar al de Canadá, Italia y Holanda; inferior al de Chile, Colombia, Alemania, Irlanda o Reino Unido; y levemente superior al de Brasil o Noruega. Cavernícolas.

Por último, conviene mencionar los agravios personales contra Ginés González García. Al conocerse su muerte, en las redes sociales las expresiones de dolor y afecto hacia su persona fueron completamente amables y pacíficas, pese a que venía siendo damnificado por el Poder Judicial en un claro caso de acoso legal (*lawfare*). La Cámara Federal había confirmado su procesamiento por haber ordenado la vacunación de un total de… ¡15 personas! No fue un error de tipeo: *quince* vacunas generaron un proceso penal que ya lleva más de tres años. Mientras varios magistrados del Poder Judicial insisten en plantear que una resolución dice exactamente lo contrario de lo que se puede leer claramente en su texto, esas vacunas fueron aplicadas a personas mayores de 60 años que estaban incluidas expresamente en las normas como población priorizada. A mediados de febrero de 2021 hacía más de dos semanas que se había iniciado en la Argentina la vacunación masiva de personas mayores, y ya habían entrado al país dosis de vacunas suficientes como para inocular al doble de personas que eran consideradas "personal de salud". Podrá opinarse cualquier cosa sobre la manera en que esas 15 vacunas fueron aplicadas, pero lo cierto es que, en 40 meses de investigación, ni la jueza ni la cámara federal encontraron la manera de exponer una sola razón para encuadrarla como delito penal. Todo lo que hicieron hasta ahora es contradecirse una y otra vez, lo que no les impidió confirmar el procesamiento de Ginés González García el 17 de octubre pasado: un día antes de su muerte.

Quienes al día siguiente resaltaron la figura de Ginés mencionaron sus logros como ministro al haber creado varios programas exitosos orientados a la población más vulnerable, y algunos se permitieron agregar que la historia reivindicaría su valor como sanitarista. Semejantes muestras de afecto y admiración resultaron intolerables para el presidente. Se trata de una vieja táctica populista: darle todos los días a la gente decente excusas para expresar en público su odio sin perder su autoimagen de respetabilidad. El amor y el respeto no son bienvenidos. Los aplausos que recibió Milei luego de sus insultos seguramente fortalecieron su carácter, porque al día siguiente se desgració en una entrevista al referirse a Cristina Fernández.

Se sabe que hay agravios que enaltecen a quienes los reciben, especialmente cuando provienen de personas que no tienen la mínima legitimidad para expresarlos. No vale la pena replicarlos. Renunciamos también a explicar por qué pretendemos vivir en un país donde los dirigentes respetan el dolor ante la muerte. Dejamos de lado también la razonable advertencia de que burlarse de cuestiones dolorosas no auguran un derrotero exitoso para ningún gobierno. La historia argentina está repleta de miserias como esta, aunque admitimos que Milei está rompiendo todos los récords en la materia. Pero asombra que haya quienes lo aplaudan en esos momentos. Porque su desempeño emocional, si bien preocupante en un presidente, podría ser explicable: sufrió mucho desprecio en sus primeros años de vida. Merece un trato digno y amable, tanto o más que cualquier otra persona. Pero quienes lo aplauden no tienen esa excusa. Incluso llama la atención que muchos de quienes hoy festejan estas gracias hace muy pocos años reclamaban con tono afectado contra los "discursos del odio". Por nuestra parte, no justificamos unos ni otros odios. Sí reclamamos una mínima coherencia a la hora de las indignaciones.

A lo largo de su extensa trayectoria como sanitarista, Ginés siempre hizo declaraciones públicas en busca de la paz y la unidad de los argentinos y las argentinas. Eso le ganó el respeto de dirigentes de otros partidos, aunque evidentemente no de todos. Siniestro.

En varias situaciones debió confrontar con intereses particulares o posiciones ideológicas o religiosas prácticamente irreductibles. Los medios de comunicación masiva dieron amplísima cobertura a presiones, denuncias delirantes y hasta amenazas públicas que recibió por impulsar ciertas políticas sanitarias. Sin embargo, siempre buscó establecer diálogos y reducir los conflictos. Sistemáticamente estimuló la construcción de consensos con sociedades científicas, universidades y organizaciones de la sociedad civil, así como con las más variadas ideologías y los distintos niveles de gobierno, para planificar políticas de salud federales que pudieran consolidarse en el tiempo a partir de visiones compartidas. Impresentable.

También postuló que la unidad de los argentinos y las argentinas era la clave de la viabilidad de un proyecto nacional, que sería posible si se basaba en una visión del futuro, y no en una discusión sobre quién tuvo la culpa de los problemas del pasado. En su opinión, el pasado divide y el futuro une. Otro rasgo característico de su acción política fue la transparencia, tanto para difundir información sanitaria como para exponer públicamente las razones reales de las políticas que impulsó en cada etapa, lo que le permitió ser sincero incluso para reconocer errores propios y aciertos ajenos. Repugnante.

En nuestra propia piel aprendimos que los aplausos de hoy muy fácilmente se convierten mañana en recriminaciones. La cuestión, en todo caso, es qué se hace para merecer unos u otras. Sabemos que nada de esto va a importar a quienes celebran los insultos: seguirán alegres en su fiesta de agresiones y delirios. Pero al menos queremos cumplir en advertir que, aún si en su gestión de gobierno tuvieran para el pueblo argentino los logros que todos esperamos, la cultura política que quieren instalar siempre ha sido caldo de cultivo para la llegada de tiempos horribles. Conviene recordar que, durante la gestión de Ramón Carrillo como primer ministro de Salud de la Argentina, se construyeron 4.229

establecimientos sanitarios. Tras del golpe de Estado de 1955, Carrillo fue procesado por la "justicia" argentina por unos vales de nafta. Al año siguiente murió en el exilio en Brasil, y la dictadura militar de ese momento prohibió a su familia repatriar su cadáver. Hoy, millones de argentinas y argentinos son atendidos en hospitales que llevan su nombre, y sus enemigos lo mejor que consiguieron vejando su honor fue un olvido ominoso. Sabemos que con Ginés va a pasar lo mismo. Pero esta analogía histórica no nos tranquiliza, porque mientras la historia se tomaba su tiempo para hacerle justicia a Carrillo, sus enemigos convirtieron a la Argentina en un país más violento e injusto. Es aceptable la hipótesis de que los insultos de un presidente podrían convalidar agresiones de otras personas, que en el mejor de los casos derivan en improperios verbales, y en el peor, ya sabemos. Estamos a tiempo de revertir un nuevo ciclo de injusticia y violencia. La tolerancia con la violencia y el delirio es la forma más cobarde de facilitar su crecimiento. Proponemos simplemente responder públicamente a una y otro con respeto y con datos comprobables. La unidad nacional y la justicia se construyen con respuestas pacíficas. Debemos construir nuevos consensos y nuevos códigos, porque los viejos fueron dinamitados por el odio.

Ciudad de Buenos Aires, 28 de noviembre de 2024

Introducción

a) Cuestiones generales

La emergencia de discursos antivacunas y su propagación en redes sociales durante la pandemia de COVID-19 ha puesto en evidencia una crisis significativa en la relación entre la ciencia y el público. Esta crisis no solo se manifiesta en la desconfianza hacia las instituciones científicas y sanitarias, sino también en la viralización de teorías conspirativas que niegan la efectividad de las vacunas, las minimizan o las presentan como una amenaza para la libertad individual. En este contexto, el presente libro tiene como objetivo ofrecer una exploración acerca de cómo estos discursos se configuran, se comunican y qué impacto tienen en la salud pública, tomando como eje central la intersección entre las narrativas antivacunas y el discurso de la llamada *derecha alternativa*, que se oponen a las políticas de vacunación masiva y a otras medidas sanitarias.

A lo largo de esta obra se intenta elucidar la estructura de un discurso antivacunas particularmente *negacionista*, su relación con el auge del libertarismo político y su influencia en la toma de decisiones públicas y personales. Los discursos negacionistas y antivacunas no son fenómenos aislados: forman parte de una estrategia más amplia que cuestiona el papel del Estado en la protección de la salud colectiva, priorizando una idea radical de la libertad individual (libertad negativa) situada por sobre la responsabilidad social (libertad positiva)[1]. Este discurso, estructurante también de la llamada *derecha alternativa* (o *Alt-*

---

[1] Isaiah Berlin, en su ensayo *Dos conceptos de libertad*, indica que la *libertad negativa* debe ser comprendida como la ausencia de restricciones externas a las acciones individuales, como lo podrían ser el estado o la sociedad, de suyo. La *libertad positiva*, por su parte, se refiere al ejercicio de la propia libertad individual, bajo el presupuesto de una posible realización personal en el marco de una vida social en común.

Right)[2], ha promovido la desconfianza hacia la vacunación[3] y las políticas de prevención durante la pandemia por COVID-19, por lo que es probable que haya jugado un rol en el aumento de la mortalidad y de las infecciones, aunque su significación no pueda ser precisada.

Este libro se enmarca en el proyecto de investigación "Modelos de comprensión pública de la ciencia en la comunicación interparadigmática de matrices disciplinares de expertos/agentes de interfaz y antivacunas en redes sociales digitales" desarrollado en el Departamento de Ciencias de la Salud de la Universidad Nacional de La Matanza.

A través de un enfoque interdisciplinario que combina epistemología, ciencia política, comunicación social y el análisis de redes sociales digitales, este libro busca responder a preguntas clave: ¿Cómo se forman las comunidades antivacunas? ¿Qué rol juegan las plataformas digitales en la amplificación de sus discursos? ¿Cómo se entrelazan estas narrativas con la ideología de la *derecha alternativa* y qué impacto han tenido en las políticas públicas de salud?

Este libro también explora el desarrollo de un Intérprete de Discursos Antivacunas (IDApp 1.0), una herramienta automatizada diseñada para interpretar y analizar los discursos antivacunas en redes sociales. Esta aplicación se fundamenta en los modelos de comunicación pública de la ciencia y en la epistemología del testimonio,

---

[2] La *derecha alternativa* se constituyó como un movimiento político e ideológico que surgió hacia la década de 2010 en los Estados Unidos, caracterizado por una crítica al *establishment* occidental y a los medios de comunicación, que, *a fuer de* corrección política habrían debilitado el supremacismo blanco, tradicional y patriarcal de Occidente. De este modo, la *Alt Right* rechaza fenómenos como el multiculturalismo, la inmigración o la globalización, así como las políticas feministas, los derechos LGTBQ+ y la justicia social. El movimiento ha utilizado las redes sociales como plataformas para la construcción de su propia identidad política global.

[3] Se subraya que *no todo antivacunas podrá identificarse políticamente con el discurso de la derecha alternativa, pero es probable que muchos con afinidades a la Alternative Right se identifiquen con el discurso antivacunas*, al menos, en lo que respecta al rechazo a la vacunación obligatoria. Pese a todo, ambos discursos se sostienen en teorías conspirativas que suponen la existencia de una agenda oculta llevada a cabo por élites globales que tienen como fin el control mundial.

proporcionando una metodología innovadora para identificar y desentrañar las narrativas que refuerzan el rechazo a las vacunas. Con el fin de favorecer la estructuración de proyectos de ciencia abierta, la publicación de esta herramienta en *GitHub* ofrece una oportunidad significativa para la colaboración global en la lucha contra la *infodemia*[4].

En términos metodológicos, se ha adoptado un enfoque cualitativo que combina análisis etnográfico, observación retrospectiva de redes sociales y análisis de discursos. Esto ha permitido una comprensión general de las dinámicas que configuran el rechazo a la vacunación y las estrategias comunicativas utilizadas por sectores negacionistas. A lo largo del libro, además, se practica un esfuerzo continuo por conectar la estructura lógica de los discursos antivacunas con las falacias y sesgos que refuerzan la pretensión de su carácter supuestamente *irrefutable* y cierra las puertas al diálogo crítico o al cambio de postura.

Este análisis no se limita a describir los discursos antivacunas, sino que también subraya el impacto real que han tenido en la sociedad. Las narrativas negacionistas y antivacunas, basadas en teorías conspirativas, han contribuido directamente al aumento de muertes y contagios durante la pandemia, en contraste con la múltiple evidencia científica que respalda la eficacia y seguridad de las vacunas. Este libro no solo propone un análisis crítico de estos discursos, sino que también busca reivindicar el valor de la comunicación científica y la necesidad de políticas basadas en la evidencia para enfrentar futuras crisis sanitarias.

b) Cuestiones específicas

Este libro se articula a partir de dos partes:

---

[4] El término *infodemia*, popularizado por la OMS en el contexto de la pandemia por COVID-19, se refiere a la sobreabundancia de información no contrastada, que se constituye como rumor o *desinformación organizada* y fundamenta, a menudo, la toma de decisiones basadas en temores irracionales o en teorías conspirativas.

I.   En sí, la primera parte intenta dar respuesta al siguiente interrogante: *¿Sí o no, los antivacunas constituyen una comunidad regulada por una comprensión científica de su praxis?* Y, en caso de ser así: ¿cómo se comunican? ¿Qué criterios emplean para definir la cientificidad de sus ideas? Estas preguntas guían la lectura de este libro, cuyo propósito es ofrecer respuestas parciales o posibles a un problema que no solo concierne al cuidado de la salud colectiva como derecho y bien común, sino también a la proliferación de *discursos anticientíficos* tales como los promovidos por la llamada *derecha alternativa* neorreaccionaria (Hui, 2020) que, por medio de *desinformación*, promueve el *sharing* de enunciados *irrefutables* y falacias estructurantes de teorías conspirativas.

En algún punto la frase guía la lectura de este libro, cuyo propósito es ofrecer respuestas parciales.

Esta primera parte del libro es un subproducto del proyecto de investigación realizado en la Universidad Nacional de La Matanza, dirigido por Fernando Proto Gutierrez, bajo la línea de investigación "Epistemología e historia del cuidado" (Resolución 128/2023). El equipo de trabajo estuvo conformado por María Celeste Colombo, Nora A. Carra, Marina Franco, Néstor Labonia, María Jimena Esperón, Mario Sequeira, Silvina Tuñón, Flavia Martínez, Leonardo Battaglia, Javier Señuk, Patricia Cruzate, Marcelo Barrera, Carlos Mario Fontau, Laura Bellini, Diego Felici y Miriam Ecalle.

II.   La segunda parte fue escrita por Mariano Fontela y Fernando Proto Gutierrez y en ella se sistematizan estudios de opinión pública y otras fuentes secundarias, entrevistas a especialistas, profesionales, funcionarios y exfuncionarios nacionales y provinciales y resultados sanitarios, con el fin de comparar los efectos de la respuesta de los sistemas de salud de Argentina, Brasil y Chile ante la pandemia de COVID-19. Los datos recolectados fueron organizados según dimensiones referidas a la capacidad política de los gobiernos y a la eficacia de las políticas públicas, teniendo en cuenta:

a) Las políticas de prevención e inmunizaciones, que tuvieron un indudable protagonismo en la respuesta ante la pandemia.

b) La comunicación y transparencia en la publicación de datos disponibles y las reacciones y actitudes del sistema político.

El objetivo del relevamiento de este tipo de información consistió en derivar conclusiones respecto a la capacidad de los gobiernos para aumentar la adhesión a las políticas sanitarias y las dificultades concernientes a la *desinformación organizada*, promovida a menudo en redes sociales y medios de comunicación tradicionales por periodistas, políticos y militantes referentes (no necesariamente) de la *derecha alternativa*, que difundieron el rechazo y el *negacionismo* sistemático a las estrategias de prevención fundamentadas en evidencia científica, lo que incrementó la cantidad de personas infectadas y de muertes por COVID-19. Además, los datos analizados evidencian la eficacia y efectividad de las políticas de prevención e inmunización para mitigar y reducir la circulación del virus, lo que constituye un argumento sustantivo en contra de las *buenas razones*[5] que pudieran ofrecer antivacunas y negacionistas contra la vacunación.

c) Métodos y técnicas

La primera parte de este libro se circunscribió a adoptar un diseño flexible, no experimental-observacional, *ex post facto,* abordaje

---

[5] En este libro se empleará, a menudo, el término "buenas razones" en referencia a los criterios o justificaciones elaboradas por distintos agentes (científicos, legos o de interfaz) para sostener sus propias creencias o realizar acciones basadas en sus consecuencias prácticas en determinado contexto.

cualitativo, nivel de comprensión exploratorio-descriptivo y etnográfico, con un carácter retrospectivo y longitudinal. Se seleccionaron y analizaron comentarios de antivacunas en redes sociales como Facebook, X, Telegram, TikTok, Instagram y YouTube, desde el año 2019 hasta el 2024. En este sentido, basarse en datos extraídos de redes sociales implica una limitación inherente en cuanto a la representatividad de los enunciados seleccionados. Los discursos antivacunas en redes sociales pueden estar amplificados por la viralización y los algoritmos de recomendación, lo que puede sesgar la percepción de su prevalencia determinándolos como propios de una *minoría intensa*. No obstante, la diversidad de enunciados recopilados permite obtener una muestra significativa de los discursos dominantes en estos espacios, sin pretender, por ello, generalizar los resultados alcanzados. De este modo, no debe interpretarse la codificación como una generalización uniformizante del discurso antivacunas, pues, éste es *plural*, de modo tal que es prudencial indicar que: *no todos los antivacunas tienen ideas afines a la derecha alternativa, ni toda la derecha alternativa es antivacuna*[6]. Así también, vale suponer que mientras algunos antivacunas poseen formación científica, otros carecen de ella, compartiendo algunos consensos y desacuerdos parciales respecto de ciertas teorías conspirativas, consecuencias de la inmunización, composición de las vacunas, etcétera. En definitiva, *la comunidad de antivacunas*, como toda comunidad, *es plural y contradictoria*. Sin embargo, presenta a menudo argumentos y pruebas que no somete a crítica ni refutación, y es ello lo que la transforma en una comunidad de legos (ver nota al pie de página n°7), esto es, en una comunidad sesgada y cerrada en un discurso conspirativo autoconfirmatorio.

El modelo teórico que fundamenta la interpretación de los datos es el Modelo del Déficit Cognitivo (MDC), el Modelo Etnográfico

---

[6] Es probable, también, que haya quienes rechazan sistemáticamente ciertas vacunas y no todas ellas. O bien, quienes se opongan a la obligatoriedad de la vacunación y ya no a las vacunas en sí mismas.

Contextual (MEC) y la epistemología del testimonio, de acuerdo con lo cual es supuesto que *la formación de comunidades de legos o inexpertos*[7] *en redes sociales es consecuencia de la desconfianza del público en la credibilidad de la evidencia científica y, en efecto, en la autoridad epistémica,* frente a lo cual persisten no obstante intervenciones comunicativas de agentes expertos y de interfaz que sostienen la presencia de una "asimetría cognitiva", la cual es compensada por medio de estrategias unidireccionales de alfabetización científica propias del siglo XX, en redes sociales.

Para la segunda parte se utilizó un diseño estructurado-observacional con un enfoque mixto, de alcance exploratorio-descriptivo-correlacional y corte temporal transversal. Se realizó una triangulación de datos a partir de la revisión de las matrices publicadas por el sitio web *Our World in Data* (OWID), una revisión sistemática de la bibliografía y entrevistas a actores clave de los sistemas de salud de los tres países estudiados. Para el análisis de los datos se aplicó una técnica de codificación teórica basada en el *Modelo TH*, lo que permitió obtener una lectura estructurada de los datos y facilitó la modelización de las políticas públicas implementadas, estudiándose las reacciones del sistema político a partir de la elucidación lógico-conceptual de los enunciados publicados por diferentes agentes (políticos, militantes o periodistas) en redes sociales o medios de comunicación tradicionales.

---

[7] Por lo general, con el término "lego" se define a aquella persona que carece de formación específica en cierto campo del conocimiento. En este libro, se empleará para caracterizar a las personas o comunidades que: 1) Carecen de formación científica en el tratamiento de los temas que abordan, o bien 2) No logran reconocer falacias no formales o información no contrastada (*desinformación organizada*) respecto de argumentaciones con pretensión científica. Desde esta perspectiva, es viable suponer que ciertos antivacunas o comunidades antivacunas pueden poseer formación e información científica en el sentido 1), sin poder reconocer las falacias de las argumentaciones que formulan o aceptan, en el sentido 2). Con esto, tener formación e información no constituye una garantía de experticia, ya que es preciso reconocer si la información conocida es lógicamente válida y fue, a su vez, contrastada de acuerdo con los métodos usualmente empleados por la comunidad científica. En definitiva, no es suficiente con "saber algo acerca de algo", sino que, además, es preciso poder someter a crítica ese saber.

d) Estructura del libro

El libro se organiza en siete capítulos. Cada uno aborda diferentes aspectos del discurso antivacunas, la comunicación pública de la ciencia y las narrativas transmediáticas. Los capítulos I a V han sido escritos por Fernando Proto Gutierrez. En el caso del capítulo V, la recolección de datos para la posterior codificación abierta, selectiva y teórica ha sido realizada por María Celeste Colombo, Nora A. Carra, María Jimena Esperón, Patricia Cruzate, Carlos Mario Fontau y Laura Bellini. El capítulo VI, por su parte, fue escrito por Fernando Proto Gutierrez y Mariano Fontela.

El capítulo I estudia los paradigmas que han modelado la comprensión de la comunicación pública de la ciencia, con un enfoque especial en la "asimetría cognitiva" entre expertos y legos. Se hace una revisión del modelo deficitario (MDC), la teoría de la aguja hipodérmica, la epistemología del testimonio y el modelo sociocrítico, articulando una crítica a las limitaciones y aportaciones de cada uno. Estos modelos son la base para el análisis del discurso antivacunas en los capítulos posteriores.

El capítulo II introduce el impacto de las redes sociales en la comunicación científica, destacando la transición de la Web 1.0 a la Web 2.0 y la emergencia del "prosumidor" como agente clave de la comunicación en redes. Se analizan las plataformas y herramientas digitales que facilitan la diseminación y producción de contenidos científicos y pseudocientíficos, y cómo estas transformaciones han alterado las dinámicas tradicionales del ciberperiodismo y la alfabetización científica.

El capítulo III se enfoca en la relación testimonial de desconfianza hacia la ciencia que exhiben las comunidades antivacunas en redes sociales. Se analiza la interacción entre expertos y legos, el uso de falacias y teorías conspirativas, y el impacto que las intervenciones de expertos tienen sobre estas comunidades. Además, se estudia la operación de los "agentes de interfaz", quienes median o intentan hacerlo entre los discursos científicos y los públicos legos.

En el capítulo IV se explora el "prosumo antivacunas", por el que se entiende que los usuarios no solo consumen, sino que también producen y distribuyen contenido que refuerza sus posturas. El capítulo aborda las categorías y códigos que dominan el discurso antivacunas y analiza cómo las comunidades en redes sociales desarrollan narrativas alternativas que buscan legitimarse frente a las autoridades científicas.

El capítulo V elucida la estructura lógica que subyace en los discursos antivacunas. Se identifican ejemplos clave, como la deferencia hacia figuras alternativas, la producción de pruebas en redes sociales, la desconfianza en la ciencia y el uso de falacias como la confirmación sesgada. También se analiza la idea de "conspiración global" sobre las vacunas y la irrefutabilidad de estos discursos, que los hace resistentes a la crítica racional.

Por otro lado, en el capítulo VI se aborda la interacción entre las políticas sanitarias de prevención durante la pandemia de COVID-19 y los discursos de la *derecha alternativa* y antivacunas. El análisis incluye un estudio comparativo de las políticas de prevención llevadas a cabo en Argentina, Chile y Brasil y las actitudes políticas hacia las medidas de vacunación en cada país. Además, se examina cómo el discurso antivacunas ha sido instrumentalizado con fines políticos en estos contextos.

Finalmente, el capítulo VII describe el proceso de desarrollo del prototipo de una aplicación (IDApp 1.0) diseñada para interpretar y analizar discursos antivacunas en redes sociales. Se explica el código y la lógica detrás de la aplicación, que permite analizar de manera automática los segmentos discursivos recolectados durante la investigación, generando un nuevo enfoque para el estudio de los discursos antivacunas en entornos digitales.

PRIMERA PARTE

Capítulo I

Los modelos de comunicación pública de la ciencia

Este capítulo pasa revista sobre los paradigmas más relevantes formulados en el marco de la comunicación pública de la ciencia, a partir de los cuales se realiza, posteriormente, la lectura estructurada del discurso de los antivacunas (capítulos III, IV y V). Así, en términos generales, se subraya la controversia en torno al papel de la "asimetría cognitiva" como categoría problemática para comprender la función y el sentido de la alfabetización científica, así como los dispositivos que se practican para instituir relaciones de confianza/desconfianza con las autoridades epistémicas.

El MDC y la asimetría lego/experto

El modelo deficitario (*Information Deficit Model*), centrado en la comprensión de los *intereses, actitudes y conocimientos* del público, ha generado una importante controversia en torno al papel de la comunicación de la ciencia en la relación entre las matrices disciplinares de expertos y el público general. Este modelo surgió alrededor de 1980 en Estados Unidos y el Reino Unido, en el contexto de los debates sobre la "hipótesis lineal" que sostiene que *el aumento del escepticismo social hacia la ciencia se debe al desconocimiento generalizado de sus procesos y productos*. Según este enfoque, la comunicación pública de la ciencia tiene como misión principal el desarrollo disciplinar del periodismo científico, la educomunicación y la comunicación social o científica, junto con la implementación de un sistema de propaganda que compense el supuesto déficit cognitivo del público lego a través de la alfabetización.

La popularización de la ciencia, tal como también fue concebida en los objetivos públicos del Círculo de Viena, parte de la idea de que la formación científica de la ciudadanía es fundamental para su participación en los debates públicos sobre ciencia, lo que a su vez se considera un indicador de calidad democrática. Withey (1959) descubrió que, en 1957, solo el 10% de los estadounidenses podía definir correctamente el término "ciencia" en relación con sus prácticas, tales como "experimentación controlada", "producción teórica" o "sistematicidad". En 1972, la Fundación Nacional de Ciencia de los Estados Unidos impulsó una serie de encuestas sobre *Indicadores de Ciencia*, pero la proporción de respuestas correctas no mostró cambios significativos (Gregory y Miller, 1998). En 1988, Durant, Evans y Thomas (1989) informaron que solo el 17% del público británico vinculaba de manera directa la experimentación o la producción teórica al enfrentarse a preguntas estandarizadas como:

> Algunas cosas son estudiadas científicamente, otras son estudiadas de otras maneras. ¿Usted diría que entiende claramente lo que significa estudiar algo científicamente, que tiene una idea general al respecto, o que no entiende lo que significa? Desde su punto de vista, ¿qué significa estudiar algo científicamente? (en sus propias palabras) (Encuesta en E.E.U.U., y el Reino Unido, 1988).

En 1997, la encuesta británica sobre actitudes sociales (Jowell, Curtice, Park, Brook, Thomson y Bryson, 1997) reveló que la proporción de personas que comprendía la ciencia básica permanecía estadísticamente inalterada en un 18%. Además, encuestas realizadas en 1989 confirmaron que solo el 28% de los británicos sabía que la Tierra gira alrededor del sol una vez al año. En este contexto, autores como Hargreaves (2000) y Touraine (1985) sostienen que el escepticismo del público respecto a los beneficios de la innovación tecnocientífica es una condición propicia para el debilitamiento de la creencia en la supuesta relación entre el progreso científico y el desarrollo humano. Esta situación llevó al *House of Lords Select Committee on Science and Technology* del Reino Unido a afirmar que la relación entre ciencia y sociedad estaba en una fase crítica, marcada por un estado de malestar, desconfianza y hostilidad social hacia las prácticas científicas.

Este malestar, asociado a temas controvertidos como la energía nuclear, la clonación, las vacunas y las tecnologías agrícolas y alimentarias, se suponía que requería la implementación de estrategias de alfabetización científica para evitar que la hostilidad pública obstaculizara desarrollos que podrían, eventualmente, ser benéficos. En este sentido, tanto la comunidad científica como los sectores gubernamentales y la industria reconocieron que un público y medios de comunicación hostiles pueden limitar gravemente programas de investigación polémicos, o incluso vetarlos (Miller, Pardo y Niwa, 1997).

Este contexto ha sido fundamental para entender el "déficit cognitivo" del público como un factor que fomenta una actitud escéptica hacia la ciencia. El "modelo del déficit" (Ziman, 1991) argumenta que el conocimiento científico de la sociedad civil es insuficiente frente al saber experto, el cual se percibe como sólido y autosustentado. El MDC sugiere, por tanto, que tanto el optimismo como el escepticismo del público sobre los beneficios del progreso científico se derivan de una "asimetría cognitiva" entre la matriz disciplinar de los expertos y la comunidad de legos. Se afirma que este desbalance conduciría a que el público recurra a creencias místicas o miedos irracionales como principales argumentos en contra de las prácticas científicas. Si se aceptara esta hipótesis, la implicación inmediata para la política científica sería desarrollar campañas de información pública que, en términos figurativos, "compensen" este déficit manifiesto.

Metáfora de la aguja hipodérmica y alfabetización científica

El MDC se inspiró en la teoría de la "bala mágica" o "aguja hipodérmica" formulada por Harold Lasswell en 1939 en su obra *Propaganda Technique in the World War*. Esta teoría propone un modelo lineal de comunicación entre los medios y la audiencia, por el que el mensaje se transmite de manera directa, como si fuera una bala que penetra en la mente del público, introduciendo un mensaje específico. Otra metáfora utilizada es la de una aguja que "inyecta" el mensaje en la mente del público a través del medio.

Lasswell fundamentó su estudio en el modelo de aprendizaje conductista de estímulo-respuesta, asumiendo que las respuestas humanas ante los medios de comunicación son uniformes e inmediatas. Este mecanicismo de acción-reacción fue incorporado al MDC con el objetivo de introyectar información en la opinión pública y, de este modo, modificar su actitud escéptica hacia la ciencia. La alfabetización científica, en este marco, se apoya en esquemas de propaganda diseñados para compensar el supuesto desconocimiento del público.

En 1985, la *Royal Society* declaró que la alfabetización científica es un componente esencial para promover la prosperidad, mejorar la calidad de la toma de decisiones tanto públicas como privadas, y enriquecer la vida individual. A su vez, subrayó una distinción clave entre dos enfoques: por un lado, el de aquellos que consideran la alfabetización científica como el desarrollo de los conocimientos, habilidades y actitudes necesarias para participar en actividades científicas; y, por otro lado, el de quienes la ven como una herramienta para habilitar a las personas a leer y comprender discursos científico-tecnológicos, evaluarlos críticamente y fundamentar sus decisiones cotidianas.

Las aporías del MDC

Desde la publicación del informe Bodmer por la *Royal Society* (Bodmer, 1985), el campo de la comunicación pública de la ciencia ha cuestionado cada vez más el *modelo deficitario*, debido a la demostrada ineficacia de la alfabetización científica como estrategia de compensación del desconocimiento social sobre la *praxis* científica. Además, dicha alfabetización ha estado influenciada por los intereses gubernamentales y empresariales destinados a "vender ciencia" (Nelkin, 1995), utilizando los medios de comunicación como un sistema de propaganda.

La hipótesis monocausalista, que atribuye al déficit cognitivo como la fuente principal de los temores irracionales del público, ha sido desafiada por Douglas y Wildavsky (1983). Ellos argumentan que el escepticismo frente al progreso tecnocientífico cumple una función en la preservación de la cohesión cultural. Metodológicamente, las críticas se centran en el enfoque cuantitativo predominante, a menudo basado en encuestas y cuestionarios estandarizados (Hayes y Tariq, 2000). Estas críticas señalan que los resultados de tales estudios tienden a estar sesgados, dado que los niveles de comprensión científica medidos no consideran factores externos (sociopsicológicos e históricos) que influyen en las actitudes del público hacia la ciencia. Esto revela que el modelo deficitario excluye importantes externalidades, lo que ha generado cuestionamientos sobre su validez teórica, epistemológica e incluso sobre su eficacia práctica.

El MEC y la crítica a la asimetría lego/experto

El Modelo Etnográfico-Contextual (MEC) se desarrolló a partir de una crítica sustancial al modelo deficitario, particularmente en relación con la asimetría cognitiva que distingue el saber experto del conocimiento popular de los legos. Jasanoff (2014) sostiene que la comprensión pública de la ciencia no se basa en el dominio de conocimientos científicos estructurados conceptualmente, sino en la valoración de las reclamaciones mutuas entre ciencia, tecnología y sociedad. De manera similar, Wynne (1992) critica la dependencia del modelo deficitario de encuestas cuantitativas que utilizan conocimientos tomados de libros de texto para evaluar los contenidos formales del conocimiento científico. Según la perspectiva contextualista, el enfoque exclusivo en encuestas cuantitativas no puede proporcionar datos fiables, ya que descontextualiza al encuestado de su entorno social, lo que impide el análisis de los significados sociales e internalizados que los términos pueden tener para el público (Wynne, 1995).

Este modelo adopta un enfoque cualitativo ideográfico basado en estudios de caso para construir su base empírica, complementado con investigación cuantitativa y encuestas para maximizar la fiabilidad y validez en términos de generalización de los datos. Sin embargo, la crítica al MDC es matizada. Según Torres Albero (2005), entre aquellos con mayores niveles de alfabetización científica, las valoraciones positivas aumentan hacia aspectos de la ciencia con utilidades inmediatas, mientras que disminuye el apoyo en campos afectados por debates morales o con menor utilidad inmediata.

Aunque el modelo contextualista presenta una crítica extensa al modelo deficitario, su oposición es ambigua en lo que respecta al uso de herramientas cualitativas y cuantitativas. No obstante, el MEC se diferencia significativamente al reconocer que los sujetos no son una "tabula rasa" que reciben pasivamente la información, sino que poseen esquemas sociales y económicos preexistentes moldeados por experiencias previas, los cuales influyen en su relación con las prácticas científicas. Mientras que el modelo deficitario sigue un esquema piramidal, vertical y unidireccional de transmisión de información, basado en el conductismo de la *Mass Communication Research*, el MEC emplea un enfoque "top-down" que invierte el mecanismo de alfabetización científica para explorar cualitativamente los contextos específicos de recepción, apropiación y producción de conocimientos por parte de la audiencia.

De este modo, el MEC rechaza la uniformidad de la hipótesis lineal del MDC, reconociendo grados y tipologías heterogéneas en la percepción social de la ciencia (Donghong et al., 2008), de acuerdo con contextos socioculturales que determinan cómo las personas procesan y responden a la información. Tal como lo expresa Cortassa (2012), "El público no sólo es concebido como un agente competente, sino también capaz de reflexionar sobre lo que conoce. En función de esa epistemología popular puede explicarse por qué en ocasiones prefiere ciertas fuentes de conocimiento a otras –por ejemplo, la propia experiencia antes que las afirmaciones o procedimientos científicos–" (Cortassa, 2012: 33).

La epistemología del testimonio

El MEC pone énfasis, en contraposición al modelo deficitario, en los aportes sociales al conocimiento científico, rechazando la noción de que la asimetría cognitiva entre legos y expertos sea la base para aplicar estrategias de alfabetización que compensen el déficit informacional del público. Sin embargo, como señala Donghong (2008): "El modelo contextual, aunque más matizado que el modelo deficitario, comparte las mismas premisas: primero, la ciencia y la sociedad se conciben como dos esferas autónomas, distintas entre sí, y con una prevaleciendo sobre la otra; segundo, solo el dominio de técnicas y comunicación permite un acercamiento y la recuperación del equilibrio" (Donghong, 2008: 2).

En este contexto, la "epistemología del testimonio" o "epistemología basada en el testimonio" surge como una alternativa que explora cómo se justifica el conocimiento a través de un esquema *deferencial* en sistemas de autoridad epistémica. Este enfoque mantiene la *asimetría cognitiva* que caracteriza al MDC, pero con una diferencia importante: "Reconocer que las posiciones son asimétricas no supone necesariamente reducir las opciones del público a la confianza ciega. En este sentido, la pregunta que cabe formularse es, mejor, de qué modo se sostiene razonablemente la adopción de una creencia formada a partir de la palabra de otro agente al que se confiere autoridad epistémica" (Cortassa, 2012: 68).

La epistemología del testimonio es particularmente significativa en el marco de una posición metaestructuralista de corte kuhniano, para comprender el contexto de justificación y descubrimiento en el que operan las matrices disciplinares de expertos. Esto se debe a que incorpora en el proceso de enseñanza-aprendizaje entre los miembros de la comunidad científica una dinámica de relación entre pares, basada en la confianza, condición que sustenta la actividad cognitiva de dicha comunidad: "La dependencia que cada uno de sus miembros mantiene respecto del conocimiento adquirido en el pasado, que permea su ontogenia intelectual (...) cuando el científico se incorpora a la comunidad y adhiere a criterios, valores y modos de hacer establecidos por las voces autorizadas" (Cortassa, 2012: 60).

Así, si el proceso de producción teórico-experimental de las matrices disciplinares de expertos se intercomunica bajo un esquema de deferencia a la autoridad epistémica entre pares, la epistemología del testimonio emerge como un modelo ejemplar aplicable a la comprensión pública de la ciencia, al explicar cómo el público deposita su confianza en determinados discursos a los que otorga credibilidad.

Evaluación de la credibilidad de la autoridad epistémica

La actividad deferencial contribuye a superar la pasividad de un público que, de otro modo, sería considerado con un déficit a ser vencido únicamente mediante acciones de alfabetización. En este contexto, "a pesar de la desigualdad entre las posiciones de los agentes, y del carácter al parecer incomunicable de la práctica científica, en este marco el saber especializado puede ser compartido mediante una forma particular de interacción social –que involucra actitudes de reconocimiento y deferencia a la autoridad epistémica–" (Cortassa, 2012: 66). Las caracterizaciones presentes en la bibliografía referida conciben un sistema de responsabilidad ética implícito, en el que las garantías del testigo (T) sobre una teoría o hipótesis (p) se presentan también como un servicio en el cual el Testigo (T) arriesga su propia credibilidad como agente testimonial de la verdad de p.

La credibilidad de T es un requisito fundamental para determinar la ignorancia o el conocimiento injustificado de S, de modo que las creencias sobre la fiabilidad de T forman un orden superior que subsume la confianza en la verdad de p. Si el conocimiento basado en el testimonio requiere necesariamente las razones que T proporciona para sostener p, el público parecería estar en un nivel secundario en el esquema de los saberes epistémicos, como argumenta Plantinga (1993).

Sin embargo, la acción del público no es pasiva, ya que desempeña un papel clave en la evaluación de la credibilidad de la autoridad epistémica, tomando en cuenta factores que exceden la simple *asimetría cognitiva* y en los que intervienen elementos externos (psicosociales e históricos) que el MEC ya ha examinado. Esto permite que las razones para evaluar a T no requieran un contacto directo entre expertos y legos. Aun así, "en el proceso de recepción social de la ciencia la realidad es más compleja, pues, con frecuencia, el público se enfrenta no a uno sino a dos o varios científicos cuyas afirmaciones sobre el mismo tema pueden ser divergentes, y entre las cuales debe decidir" (Cortassa, 2012: 72).

Si la selección de teorías, en el contexto de los multicriterios metacientíficos problematizados por la filosofía de la ciencia (Proto Gutierrez, 2024), es un campo de discusión abierto entre los miembros de las matrices disciplinares, exigir a S que crea en p por las razones que aduce T puede ser excesivo. Esto se debe a la imposibilidad lógica, derivada de la asimetría en la contrastación, de ofrecer al público algo más que hipótesis provisionales. Desde esta perspectiva, las controversias científicas que marcan una fase de crisis paradigmática cuestionan la capacidad de la comunidad de legos para ejercer una actividad deferencial crítica completa: "Si la asignación de crédito no es tarea sencilla cuando se trata de valorar a un único informante, queda claro que decidir entre dos relatos opuestos agudiza sensiblemente las condiciones. El caso del lego/2 expertos, reviste especial interés en el proceso de apropiación social de la ciencia, pues remite a un escenario en el cual el público se enfrenta de lleno con la vulnerabilidad de su posición epistémica" (Cortassa, 2012: 73).

La justificación de las creencias de S, en casos de controversia científica, implica que el juicio del público sobre la fiabilidad de T^{1} o T^{2} debe recurrir a un orden superior de fuentes o a un arbitraje externo que clarifique la información, con el fin de mejorar las condiciones para una reflexión crítica frente a la crisis paradigmática. Cortassa (2012) sugiere que los agentes de interfaz deben mediar entre el público y las matrices disciplinares: "La interfaz es el depositario inicial del testimonio del científico, quien primero debe evaluar la calidad de la autoridad epistémica sobre la base de ciertos criterios, pues allí juega la credibilidad de su propio papel en el proceso" (Cortassa, 2012: 76). Así, el agente de interfaz debe verificar la fiabilidad de los expertos para reconstruir y comunicar el discurso científico a la comunidad de legos, ampliando la actividad deferencial del público, que ahora también debe juzgar la fiabilidad tanto de las matrices disciplinares como de los agentes de interfaz que median y traducen el paradigma, así como el estado de la controversia.

El modelo sociocrítico y la ciencia como mercancía

Más allá de la controversia entre los modelos de comprensión descritos anteriormente, el paradigma sociocrítico indaga sobre el significado que la comunicación de masas tiene en el contexto del capitalismo moderno. En 1947, Max Horkheimer y Theodor Adorno publicaron *Dialektik der Aufklärung: Philosophische Fragmente*, una obra en la que introdujeron el concepto de "industria cultural". Este término hace referencia al proceso histórico mediante el cual la hegemonización de las tecnologías de comunicación de masas se convierte en una condición clave para maximizar la capacidad productiva de bienes de consumo, a la vez que legitima un sistema de dominación. En este sistema, la superioridad se atribuye a aquellos que controlan y gestionan el aparato técnico, con el fin último de maximizar la productividad económica.

Mientras Harold Lasswell, desde la perspectiva de la *Mass Communication Research*, comprendía el mecanismo conductista como una forma de determinar a las masas a través de la monopolización del mensaje propagandístico, la *Escuela de Frankfurt* describió cómo el consumo de productos culturales (cine, televisión, revistas, radio, etcétera) se produce de manera acrítica por parte del público, que los recibe únicamente como *entretenimiento*. La industria cultural, como dispositivo de producción de entretenimiento masivo, no coincide con los intereses sociopolíticos o económicos de un público alienado y, además, impide el desarrollo de su juicio crítico. Este aparato, al mismo tiempo, reproduce los esquemas conceptuales de la ideología del poder que estructura el sistema de dominación del capitalismo fordista. De este modo, el consumo de productos culturales ocurre en tiempos planificados de esparcimiento que suprimen la libertad con el objetivo de mantener una estructura de dominio.

Asimismo, la monopolización de los medios de comunicación, incluso en la era de las redes sociales, permite incorporar una perspectiva sociocrítica para comprender las estrategias represivas que operan en la coerción, supresión o censura de ciertos discursos, ya sea en medios tradicionales o en plataformas digitales. Aunque Internet tiene un aspecto democratizador, la red puede seguir cumpliendo una función ideológica que protege determinados intereses hegemónicos.

Los agentes de interfaz y la imagen pública de la ciencia

En *Western teachers of science or teachers of Western science: On the influence of Western modern science in a post-colonial context*, Burke (2014) plantea las condiciones necesarias para comprender la actividad científica como un "producto cultural": "Western modern science as a cultural product: a knowledge system that is concretised by both tacit and explicit forms of communication and representation, enacted by those who participate in, and engage with, its production, utilisation and mobilisation" (Burke, 2014: 16)[8].

La perspectiva crítico-decolonial de Burke interpreta la actividad científica como un producto de la cultura occidental, coimplicado en un esquema capitalista que instrumentaliza los recursos disponibles con la finalidad de maximizar la rentabilidad y la productividad. De este modo, la ciencia sirve a la técnica como un sustrato que sostiene la reproducción de la ideología a escala global, en tanto los medios de comunicación se estructuran para proteger el sistema de dominación técnica que subyace al modelo económico como teleología autofundada. Las críticas de las comunidades antivacunas a la función corporativa de defensa que los medios de comunicación operativizan en favor del domino tecnológico-científico son afines a esta perspectiva. En este sentido, la imagen de la ciencia moderna occidental es concretizada por agentes de interfaz que intervienen en la construcción del discurso mediático y moldean la opinión pública a través de la movilización de condiciones materiales y simbólicas que contribuyen a maximizar el capital. Así, los productos de la ciencia (las teorías) son aplicados al

---

[8] "La ciencia moderna occidental como producto cultural: un sistema de conocimiento que se concreta en formas de comunicación y representación tanto tácitas como explícitas, representadas por quienes participan en su producción, utilización y movilización" (Burke, 2014:16) (La traducción es nuestra).

desarrollo tecnológico y, en última instancia, se convierten en mercancías disponibles para el intercambio. En este sentido, la ciencia misma se transforma en un bien básico susceptible de ser comercializado.

En *Selling Science: How the Press Covers Science and Technology*, Dorothy Nelkin (1987) describe cómo los agentes de interfaz, principalmente periodistas especializados, reportan la actividad científica con una valoración sacralizadora de la verdad que ésta produce. La propaganda científica, entonces, sigue la lógica de "vender la ciencia" como un producto cultural sagrado que desde la perspectiva sociocrítica *entretiene* al público, manteniéndolo en un estado de alienación pasiva que le impide desarrollar un juicio crítico.

Esta sacralización se corresponde con la racionalidad instrumental, bajo cuya administración "la comunicación pública es uno de los agentes de control social. La industria cultural es el equivalente de lo que los investigadores norteamericanos llaman *mass culture* o *popular culture*" (Marafioti, 2010: 186). Así, el culto a la actividad científica, mediado por los medios de comunicación, circunscribe la "alfabetización científica" como un dispositivo de control que fetichiza el conocimiento tecnocientífico, convirtiéndolo en una mercancía consumible como propaganda al servicio de los intereses de la ideología capitalista. De este modo, *la comunicación pública de la ciencia deviene en industria del entretenimiento*.

Desde una perspectiva sociocrítica, la actividad científica como producto cultural se comercializa a través de sistemas de "alfabetización/control social" que utilizan la propaganda como un dispositivo para radicalizar la asimetría cognitiva. Este proceso convierte la producción científica en un objeto de culto que exige un camino iniciático de aprendizaje basado en el entretenimiento: "Los productos de la industria cultural han sido producidos para un consumo distraído, no comprometido, y reflejan el modelo económico que domina el tiempo del trabajo y del ocio. En este punto su característica tiene que ver con la degradación de la cultura devenida industria de la diversión" (Marafioti, 2012: 188).

Los agentes de interfaz, de esta manera, promueven la conversión de la actividad científica en un producto comercializable, utilizando la propaganda como medio para alimentar un culto que se desplaza en torno a la protección de la ideología capitalista que lo sostiene.

En síntesis, a lo largo de este capítulo hemos explorado cómo diversos modelos teóricos han estado en controversia sobre la relación comunicacional que debe establecerse entre la ciencia y la sociedad. Desde los planteamientos del modelo deficitario y la *Escuela de Frankfurt* sobre la industria cultural y la sacralización de la ciencia se ha destacado el rol de los medios de comunicación en la consolidación de un sistema que promueve la pasividad y la alienación del público frente al conocimiento científico. La epistemología del testimonio muestra que la relación entre el público lego y los expertos está mediada por una *deferencia a la autoridad epistémica* que, en situaciones de normalidad o crisis paradigmática, promete la autonomía del público para seleccionar teorías o hipótesis. Por eso, esta deferencia no es pasiva. El público evalúa críticamente la fiabilidad de las fuentes, aunque con limitaciones impuestas por la *asimetría cognitiva* y la estructura de poder que sostiene a la ciencia como producto cultural.

Por su parte, la industria cultural, tal como fue descrita por Horkheimer y Adorno (1947), estructura el consumo de productos culturales, incluidos los productos científicos, en torno a un sistema de dominación que favorece a quienes controlan los medios técnicos. Este aparato no solo limita el juicio crítico del público, sino que también convierte el conocimiento científico en una mercancía. Esta crítica se extiende hacia la manera en que los agentes de interfaz, como periodistas y divulgadores científicos, moldean la percepción pública de la ciencia a través de la movilización de discursos que sacralizan su autoridad.

Asimismo, los postulados de Burke (2014) y Nelkin (1987) han mostrado cómo la ciencia moderna occidental se constituye como un producto cultural determinado por las exigencias del capitalismo global y cómo la prensa científica contribuye a la "venta" de este producto como un bien de consumo. La alfabetización científica, lejos de fomentar una comprensión crítica, se presenta en muchos casos como un dispositivo de control social, que transforma el conocimiento científico en una mercancía para el entretenimiento masivo.

Finalmente, hemos indicado que la sacralización de la ciencia refuerza una ideología tecnocientífica que se presenta como *incuestionable*, alimentando un culto que, lejos de empoderar al público, lo mantiene en un estado de sumisión epistémica. La alfabetización que se ofrece en este contexto no busca formar ciudadanos críticos, sino consumidores acríticos de información.

En el capítulo siguiente se articula la controversia teórica entre los modelos de comprensión pública de la ciencia, en el marco de la emergencia de la comunicación científica en las redes sociales.

Capítulo II

La comunicación científica en las redes sociales

En este capítulo se yuxtapone la siguiente analogía: la comunicación 1.0 es al MDC lo que la comunicación 2.0 es a un modelo de *ciencia abierta* que, entretanto, supera la relación diádica entre emisor y receptor "pasivo", para dar lugar al *prosumo científico* (o con *pretensión científica*) y a la desintermediación en la relación entre expertos y legos.

La comunicación en la Web 2.0: cuestiones generales

El acceso global a Internet y el sistema nodal-descentralizado de redes de comunicación se han popularizado a través del protocolo World Wide Web (WWW), desarrollado por Tim Berners-Lee y publicado por el Centro Europeo para la Investigación Nuclear (CERN) en 1993. Este sistema, basado en la estructura hipertextual e hipermedial, permite la distribución de documentos entre usuarios interconectados. Desde entonces, ha evolucionado a través de tres fases históricas sucesivas, aunque coexistentes: la Web 1.0 o informativa; la Web 2.0 o colaborativa; y la Web 3.0 o semántica:

a) La Web 1.0 reproduce un modelo unidireccional de comunicación similar al planteado por la *Mass Communication Research*. En este esquema de "solo lectura", la información es producida y distribuida por un número limitado de nodos, mientras que los usuarios acceden de manera pasiva a páginas con las que no pueden interactuar. Este modelo se asemeja al sistema de producción fordista, en el que unos pocos centros monopolizan la transmisión de información a un público masivo, incapaz de responder por limitaciones técnicas.

b) En una segunda fase, la Web 2.0, popularizada por Tim O'Reilly en 2005, se instituye una forma de comunicación bidireccional. Los usuarios participan activamente en comunidades nucleadas en plataformas como redes sociales, blogs, wikis y otros servicios interactivos. Este cambio promueve el intercambio y la colaboración de documentos hipertextuales e hipermediales, lo que permite a los usuarios no solo consumir, sino también producir contenido. Este fenómeno transforma a los usuarios en lo que se conoce como "prosumidores" es decir, agentes que producen y consumen contenido[9].

c) Finalmente, la Web 3.0 o web semántica, se caracteriza por el uso de inteligencia artificial para personalizar la experiencia de los usuarios. Los sistemas depuran las estrategias de distribución de contenido basándose en grandes bases de datos, lo que permite redirigir la información de manera más precisa según las necesidades individuales de cada usuario.

A lo largo de estas tres fases históricas, la Web ha mantenido algunos elementos clave en su estructura: *la hipertextualidad, la multimedialidad y la interactividad*. Estos componentes han sido esenciales para la integración y coproducción de contenidos, facilitando la comunicación transversal entre los usuarios y permitiendo una gestión compartida de la información.

Plataformas y herramientas de la Web 2.0 aplicadas al ciberperiodismo

La llamada Web Social se refiere, por lo general, a la comunicación en plataformas basadas en la Web 2.0, de lo cual se infiere el uso de

---

[9] La Web 2.0, en particular, ha otorgado a los usuarios un rol activo en la creación de contenido y en la colaboración dentro de plataformas interactivas como redes sociales, servicios de mensajería, telefonía VoIP y wikis. Las redes sociales, en este contexto, son un ejemplo fundamental del potencial teórico y técnico de la Web 2.0, ya que se basan en la idea de "comunidad" o "inteligencia colectiva", en la que los usuarios participan en la producción, el consumo y el intercambio de contenido multimedia a través de redes *peer-to-peer*.

gramáticas *hipertextuales, multimediales e interactividad* entre los usuarios prosumidores que participan en las redes digitales, con diferentes escalas de complejidad y contenidos hipermediales, inmersos en una narrativa eventualmente transversal a los distintos medios con las cuales interactúan.

Las redes sociales permiten diferentes formas de interacción e integración de contenidos entre los usuarios, de acuerdo con los distintos fines y énfasis en las características del formato de contenidos a compartir. En este sentido, mientras Facebook permite a los usuarios registrados crear perfiles, subir fotos y vídeos, enviar mensajes y mantenerse en contacto con amigos, familiares o profesionales, X (ex Twitter) se constituye en sí como un servicio de *microblogging* que facilita a los miembros registrados difundir mensajes cortos llamados "Tweets". Por su parte, existen plataformas especializadas, como Wikipedia, que ha devenido en una enciclopedia en línea de contenido libre y abierto creada por efecto de la colaboración de una comunidad de usuarios conocida como *Wikipedistas*, entre los que existen expertos y legos. Otras, como LinkedIn, se encuentran diseñadas para construir una red de contactos profesionales, o Reddit, que ofrece un servicio de noticias sociales y un foro donde las historias son viralizadas por los miembros de la plataforma.

En las redes, los elementos nodales están vacíos, esto es que en grado formal son susceptibles de incorporar cualquier tipo de contenido (individuos, grupos, instituciones) en un marco de relaciones nominales, signadas, predicativas o cuantitativas, aunque determinadas por un dominio específico; las redes son, entonces, polimorfas en términos rizomáticos, escalables y modularizadas, con capacidad de autoorganización. Por ello, la diversidad de los formatos de expresión determina el contenido (hipermedia) con que se establecen las relaciones de intercambio internodales (interactividad) y signan la cualidad de dominio de la plataforma de red, así como su finalidad.

Funciones del ciberperiodismo

¿Cómo practicar la comunicación pública de la ciencia en la Web Social? El desarrollo de las tres fases históricas de la Web ha concitado un conjunto de transformaciones en lo que respecta a la práctica periodística, especialmente porque Internet –en todas sus dimensiones–, ha producido cambios sustantivos en el monopolio de la mediación (y de la "agregación") ostentado por los medios de comunicación tradicionales durante el siglo XX. La desintermediación, en este sentido, obedece a que "los elementos básicos del proceso comunicativo, como lo son el emisor, mensaje, canal, código y receptor, siguen manteniéndose, pero el modelo está sufriendo una transformación que se interpreta como positiva si nos centramos en el usuario, ya que el mensaje o información se adquiere de forma directa sin la opción de que posea ruido ni interferencias provocadas por agentes externos". (Jimenez, 2014: 84)

La innovación tecnológica ha presupuesto, entonces, que las funciones tradicionales del periodista se vieran modificadas por efecto de las consecuencias que las nuevas tecnologías han producido, tales como:

a) Una disminución de los ingresos por publicidad en medios tradicionales, reajustes de personal, pérdida de lectores y disminución de la credibilidad periodística.
b) La monopolización hegemónica de noticias por parte de agencias transnacionales y corporaciones que intentan determinar la *agenda setting*.

Todo ello, en medio de un sistema heterogéneo, polimórfico e integrado de mensajes autogestionados por usuarios, en el marco de un modelo reticular que no precisa ya de la tradicional función periodística (mediadora) para comprender la demanda de información que requiere. De esta manera, los medios tradicionales han mudado su sistema de producción a redes como Facebook, X, YouTube o servicios de *streaming*, de donde obtienen –a menudo– mayores réditos tanto comerciales como de audiencia.

La delimitación de las funciones del periodismo y su perfil profesional son revisitados, entonces, debido a la emergencia de los cibermedios; la reorganización de las estructuras productivas y distributivas de la información ha llevado a adoptar nuevas narrativas –*hipertextuales, hipermediales, interactivas*–, así como a desarrollar cambios sustantivos en las competencias y funciones periodísticas. La redefinición de la labor periodística en *La Sociedad Red* (Castells, 2010) acude a la figura de ciberperiodista o periodista digital que practica nuevas rutinas en plataformas sociales integradas, multitarea y multilingüe, de tal suerte que el entorno mediático que lo circunda conduce a nuevas funciones profesionales y oportunidades de trabajo hasta ahora inexploradas.

Las multifuncionalidades solicitadas se dan en un escenario digital en el que los medios de comunicación tradicionales hacen lugar a los contenidos producidos/gestionados por los usuarios, transfigurando a las audiencias en "prosumidores" (Berrocal, Campos y Redondo, 2014) que contribuyen en la realización de la tarea informativa, dejando de lado el modelo estándar unidireccional (o deficitario): la noticia, pues, ya no se transmite, sino que *se comparte*. De esta suerte, el periodismo participativo es coimplicado en la lógica misma que circunscribe las rutinas productivas al *newsmaking*, en tanto la direccionalidad interactiva de la información como sustrato que retroalimenta la relación con el público hace parte a los lectores en la formulación e intercambio de contenidos.

El monopolio periodístico en torno al mensaje informativo ha cedido conforme a la necesidad de establecer dispositivos de colaboración social con audiencias activas, hecho no menos que relevante en el proceso de *desintermediación* y, en particular, en torno al cuestionamiento crítico sobre los perfiles profesionales periodísticos y sus tareas (Masip y Micó, 2010). Esta situación de convergencia digital en etapa de configuración provoca cambios en las rutinas periodísticas, la demanda de servicios y los roles profesionales.

Las plataformas sociales ofrecen múltiples herramientas para concretizar los principios en la práctica y, aunque el periodista haya perdido el monopolio para establecer la *agenda,* acciones asociadas con la producción de nuevas narrativas, la gestión de redes sociales y la evaluación de fuentes suscitan de manera extendida la necesidad de desarrollar funciones específicas como el *gatekeeping* o filtro informativo, documentación, selección o eliminación de contenidos. De aquí es que la experticia del periodista como agente de interfaz en un entorno de complejidad está centrada no sólo en la producción de narrativas hipermediales, gestionadas en forma integrada e inmersiva, sino también en la selección de los contenidos generados por prosumidores en la Web 2.0, esto es: la búsqueda, selección y filtro de la información en el marco polimórfico-reticular de las plataformas.

De este modo, el ciberperiodismo presta servicios implicados en la gestión de un sistema de información diverso, con multiplicidad de fuentes según plataforma, así como mensajes integrados en escalas diferenciadas de intencionalidad semántica, de acuerdo con el contexto de producción y a los componentes tecnológicos que estructuran la enunciación individual o colectiva de los textos, hipertextos, intertextos, hipermedia e interacciones producidas.

Herramientas colaborativas y ciberperiodismo: el periodismo digital narrativo apela a la hipermedialidad como condición para ofrecer a los usuarios una experiencia inmersiva de lectoescritura integrada e interactiva. Este obtiene sus ideales del género más estrechamente definido como *periodismo literario* y requiere, por ello, de la construcción de escenarios y escenas, diálogos, puntos de vista de terceras personas o testigos y empleo de simbología. Por su parte, en el entorno digital, el periodismo narrativo obtiene valor agregado por el uso de técnicas multimedia: imágenes, audio, vídeo, gráficos, mapas, etcétera, así como por la posibilidad de generar debates con los lectores y de viralizar la historia. En la primera fase histórica de la WWW, era supuesto que la noticia periodística debía ser acotada en su extensión, a fin de entregar información de un modo más eficiente. Sin embargo, la

Web 2.0 abrió paso a la utilización de técnicas de *periodismo literario* incrustado en una lógica transmediática, término utilizado por Henry Jenkins (2008) para señalar: "A transmedia story unfolds across multiple media platforms, with each new text making a distinctive and valuable contribution to the whole" (135)[10].

Así es que una *storytelling* posee autonomía con respecto al medio en que se emplaza, sin carecer por ello de una trama integrada *ubicua*, que se expande tanto en términos de lenguaje (verbal, icónico, textual, etcétera) como a través de distintos medios de comunicación (televisión, radio, teléfono móvil, Internet, juegos, cómics, etcétera), de modo que una historia apoya a la otra por complementación, signando los mecanismos propios que acuden a la convergencia de recursos lingüísticos diversos en un solo entorno de medios.

La utilidad del periodismo transmedia está dada en permitir un diálogo más estrecho entre periodistas, público y medios de comunicación a propósito de la historia contada, condición significativa para retroalimentar un proceso de *newsmaking* continuo, de acuerdo con el cual el contenido circula en un medio específico y termina en otro(s), atravesando diversidad de públicos. Así, los prosumidores colaboran en la construcción del mundo narrativo, pues al contenido generado por el emisor (*top-down*) se añade la producción (*bottom-top*): las narrativas *cross-media* publicadas en webs, RSS, blogs, radio, televisión, prensa escrita, etcétera, se enriquecen por la colaboración de prosumidores que aportan su parte en blogs, comentarios, tweets, post de Facebook, historias de Instagram, TikToks, etcétera.

La pérdida que padece el periodista respecto del monopolio del mensaje lo inserta, sin embargo, en los intersticios de la red de redes sociales, sin (auto)determinarse a pertenecer a un solo entorno, hecho del que deviene la capacidad de ofrecer experiencias inmersivas a

---

[10] "Una historia transmedia se despliega a través de múltiples plataformas mediáticas, y cada nuevo texto realiza una contribución distintiva y valiosa al conjunto" (Jenkins, 2008: 135) (La traducción es nuestra)

partir del aumento de las posibilidades de interacción y participación de los usuarios en el *storytelling*.

Gatekeeping: éste se constituye como un concepto clásico en orden a comprender el marco de producción, distribución y consumo de contenidos periodísticos, refiriéndose entonces al conjunto de prácticas de control y selección de noticias que determinan la *agenda setting* y, en efecto, la configuración de la opinión pública. El *gatekeeping* como dispositivo de vigilancia permite retroalimentar los contenidos, en conformidad con la relevancia del rol editor sobre la agenda de noticias. Es posible diferenciar entonces tres fases en el proceso de realización del *gatekeeping,* en rigor:

a) La preselección llevada a cabo por periodistas, a propósito de fenómenos noticiables y susceptibles de ser investigados y de los que se presupone razonable su publicación, una vez realizado el reportaje.
b) La acción de los editores que seleccionan, de la cantidad total de material generado, sólo aquellas historias que consideran de mayor relevancia para el público.
c) La selección de los contenidos a ser incluidos en secciones especializadas.

Así, en este proceso la participación y contribución del público es escasa, debido al monopolio que periodistas y editores ejercen sobre el público, en un esquema unidireccional que hegemoniza la selección de lo que el público debe receptar. Además, prácticas como el periodismo participativo han motivado la suspensión de la vigilancia periodística, en especial porque el advenimiento de plataformas basadas en la Web Social multiplicó los canales disponibles para la publicación y difusión de noticias, a partir del desarrollo de modelos de colaboración que suponen la desintermediación del periodista y del editor en el proceso del *newsmaking*. De aquí es que el *gatekeeping* fuera significativo en orden a publicar contenidos estandarizados por criterios de calidad normativizados, mientras que la vigilancia y selección de noticias, en un contexto de abundancia informativa, si bien apela a parámetros de calidad establecidos, mixtura la función del periodista como editor de contenidos que debe adquirir capacidades para discernir el hecho noticioso en redes sociales.

Es usual que los usuarios de plataformas omitan las publicaciones periodísticas para conectarse directamente con organizaciones, instituciones y personas en las que están interesados. Estos usuarios activos pueden compartir contenidos empleando una lógica transmediática, conectándose con otros usuarios interesados en temáticas similares, en una práctica que a menudo es caracterizada con "actos de periodismo aleatorio", en la terminología de Lasica (2003), que constituyen un modelo de colaboración que conserva las noticias de interés entre una comunidad de usuarios que interactúa y viraliza el hecho, en escalas relativas al tamaño nodal del colectivo.

De esta manera, el *gatekeeping* es comunitario: un dispositivo colectivo de selección y control de contenidos mediado por la retroalimentación de los usuarios conserva la información de acuerdo con sus intereses y los esfuerzos de colaboración distribuidos en torno al prosumo de contenidos. En estas circunstancias, la tarea que interpela al ciberperiodista consistiría en la selección de hechos noticiosos en redes sociales, a fin de describir la circulación transmediática –el circuito comunicativo– a través de distintas plataformas, añadiéndole valor por medio de la construcción de *storytellings* que complementen y retroalimenten el prosumo mediático de los contenidos, en un contexto de periodismo participativo extendido, en el que el valor agregado de ciberperiodista consiste en la calidad de las producciones generadas *a fuer de* un sistema de selección riguroso.

Alfabetización científica en redes sociales: así como la desintermediación, por efecto del advenimiento de la www, ha contribuido a disolver la escisión entre productores y consumidores –condición de posibilidad para considerar al "prosumidor" como a un agente que accede de manera directa a los contenidos o que genera un contexto comunitario de producción–, han sido ya los mismos expertos –exponentes del paradigma de ciencia normal– quienes devinieron en agentes de interfaz con intervenciones comunicativas subsumidas al modelo clásico deficitario en redes sociales.

Es un hecho subsidiario a las interpretaciones sobre comunicación o comprensión pública de la ciencia la relevancia que los expertos atribuyen a los medios, en tanto interpretan como un deber ético profesional retroalimentar la divulgación científica con universidades y otras organizaciones vinculadas. Sin embargo, la relación entre la ciencia y el público, o, más específicamente, entre ciencia y medios de comunicación, ha sido caracterizada por ser "distante", en la medida en que la cobertura mediática de la ciencia y la tecnología fue habitualmente criticada. Las políticas destinadas a mejorar la relación ciencia-medios y a explorar estrategias alternativas para establecer la comunicación con el público han demostrado la percepción casi global de una relación insatisfactoria de ese binomio.

Al tratar con los medios tradicionales, los agentes expertos interpretan estar en diálogo con un público diferenciado respecto de las demandas propias de la comunicación científica interna, de modo tal que no solo es establecida una "asimetría cognitiva" con el público, sino también con el periodismo mismo. En este sentido, el saber especializado que no se circunscribe de una forma simple a los géneros periodísticos, tampoco involucra en su producción al público, el cual se halla escindido como productor y consumidor susceptible de poseer una experiencia inmersiva en torno a un contenido del que desconoce su origen. Según Peters (2013): "The future of science journalism, and, consequently, the future of the relationship between science and the media, is uncertain (...) the 'gap' between internal scientific communication and public science communication would be narrowed. Will this happen, and what would be the consequences?" (Peters, 2013: 7).

La "cultura convergente", término propuesto por Jenkins (2008), coimplica la presencia de procesos de integración mediática, participación ciudadana e inteligencia colectiva. En este contexto, los expertos han adoptado acciones en redes sociales vinculadas con la producción de contenidos, aunque en su mayor parte empleando la lógica unidireccional característica del modelo deficitario que excluye a los legos en el proceso de producción del saber. Existen casos en los que una determinada institución establece dispositivos de alfabetización transmediáticos: "La NASA cuida muy bien a los medios tradicionales dándoles mucha información, pero ha captado perfectamente que ella es en sí misma un medio de comunicación de masas (con imagen de marca), creando enlaces en su web para los padres, los profesores, los niños, etcétera. Es decir, la fuente habla directamente con la sociedad" (Elías, 2009: 623-634). En estos casos, las instituciones no emplean a periodistas científicos o educomunicadores, sino a agentes expertos con habilidades comunicativas, a fin de establecer una relación directa con el público en la que el periodista se restringe a cumplimentar el rol de testigo de ese vínculo.

Elías (2009) considera, entonces, que la subsunción de la lógica de comunicación científica al imperativo de la viralización posibilita la conjunción de prensa amarillista –en la forma de "ciencia amarilla"– , a fin de promover tipologías de sensacionalismo que maximicen las audiencias. De este modo, la desintermediación de la comunicación científica en redes sociales ha extendido una forma transmediática de narrativa alfabetizadora que supone el déficit de legos y periodistas, en tanto practica el sensacionalismo como metodología que, al aumentar la audiencia, maximiza el prestigio institucional del paradigma normal de ciencia, conformando un sistema de "propaganda científica".

Comunidades de aprendizaje colaborativas: pese a la disponibilidad y capacidades ofrecidas a partir de la WWW, y específicamente de la Web 2.0, existen casos en los que el consumo y la producción de contenidos conservan una modalidad unidireccional, con un *modelo adaptado* en el que la transtextualidad es desestimada en beneficio de una linealidad que facilite una lectura simple. No obstante, los periódicos y las revistas se integran fácilmente, pues sus contenidos son mencionados en blogs, se comparten en redes sociales o indexan en buscadores como Google News, de la misma manera que ofrecen contenido adicional en línea, en tanto las tasas de clics, las acciones y otras medidas de respuesta proporcionan una retroalimentación instantánea a los comunicadores profesionales.

Esta misma lógica es válida en torno al modo en que es practicada la comunicación científica, realizando anuncios relacionados con eventos, artículos o resultados relevantes en Facebook o X. Así también, publicaciones en ResearchGate o redes similares reciben mayor tráfico de lectores y potenciales citas. Sin embargo, es preciso distinguir entre el contexto de producción de contenidos y las nuevas formas de compartirlo, acceder a él y utilizarlo, escenarios que se encuentran disociados, pues, con nomenclatura de Reichembach (1938), la comunidad de ciencia normal escinde el contexto de descubrimiento –incluso también el de justificación– respecto del contexto de comunicación.

Las consecuencias de esta disociación no han sido teorizadas de un modo extensivo, por lo que se requiere producir estudios exploratorios o descriptivos que comprendan los efectos que tiene, en la comunicación pública de la ciencia, el hecho de que la comunidad científica no haga partícipe al público del proceso de producción de pruebas y argumentos sobre las teorías que genera[11]. Desde esta perspectiva, muchos públicos interesados en la producción científica se encuentran en diferentes redes sociales y desempeñan un rol significativo en torno a la retroalimentación hacia proyectos, conclusiones, acontecimientos, publicaciones científicas, informes o decisiones políticas relacionadas con la ciencia, cuando los canales pertinentes lo permiten. Sin embargo, los agentes expertos conservan la lógica deficitaria convergente con la institución de una *asimetría cognitiva* tal que los incita a diferenciar entre la comunicación pública

---

[11] Este libro constituye un aporte para dicho debate.

interna de la ciencia, respecto de la establecida con la sociedad, hecho particularmente cuestionable en redes sociales, donde la comunicación profesional entre los científicos y la comunicación pública no están claramente escindidos, tal como lo demuestra el concepto de "ciencia abierta" y sus manifestaciones subsidiarias como la "ciencia ciudadana" o la "ciencia 2.0".

La forma colaborativa y abierta de generar, organizar y gestionar el conocimiento ha incidido en ejemplos paradigmáticos de producción colectiva del saber científico, tal como lo enseñan iniciativas de *software* libre o de código abierto, con ejemplos significativos en el campo académico como Wikipedia. No obstante, multitud de plataformas de blogs, como Wordpress o Blogger, el sitio de redes sociales Digg, plataformas de imágenes como Flickr, el sitio de marcadores sociales Delicious, la plataforma de intercambio de vídeos como YouTube, etcétera, comparten como rasgo común el enfoque de potenciar a los usuarios finales cooptándolos en la coproducción o categorización de contenidos o explotando las externalidades de red basadas en el usuario. Pese a ello, mientras el modelo abierto de producción e intercambio de conocimientos muestra varios aspectos positivos, el campo de la publicación científica –dedicado a la producción, evaluación y difusión de conocimientos– no parece haberse visto afectado por la Web 2.0. De hecho, una observación más atenta de las prácticas académicas actuales muestra que el uso de instrumentos de colaboración para producir y compartir conocimiento científico sigue siendo un fenómeno marginal, ya que hoy en día la Web es utilizada, en modo *adaptado*, como un instrumento para anunciar en términos unidireccionales las publicaciones académicas preexistentes y actividades relacionadas, difundir programas de estudios profesionales, convocatorias de trabajos y ofertas de empleo, así como para evaluar bases de datos, depósitos de datos científicos y otras actividades similares típicas del paradigma de la Web 1.0 (Casati, Giunchiglia, Marchese, 2007).

La industria de la publicación científica no ha cambiado

significativamente con el tiempo: la relación entre sus agentes más representativos (editores científicos, investigadores, usuarios finales) conserva una modalidad discursiva unidireccional que pone en cuestión la posibilidad de incorporar modelos abiertos de publicación científica, insertos en una lógica transmediática e interactiva, que faciliten la participación ciudadana como dispositivo de colaboración. Existen, sin embargo, plataformas específicas como Thinkature, Mindomo y Mindmeister que permiten construir mapas mentales colaborativos, aplicaciones para producir hojas de cálculo, documentos de texto, cuadernos, diapositivas, etcétera (por ejemplo, Zoho4) y soluciones para el intercambio de referencias y la evaluación social de artículos académicos, como CiteYouLike y LibraryThing, así como sistemas en línea para la atribución de créditos de reputación a los evaluadores y colaboradores, como IntenseDebate, CoComment y SezWho, entre otras. Por último, existen plataformas que permiten el análisis colectivo de datos o de intercambio de conjuntos de datos por parte de la comunidad de investigadores, como Dataverse y Swivel.

Si bien estos ejemplos se constituyen como aplicaciones convenientes para la realización efectiva de los objetivos de comunicación 2.0 de la ciencia, la industria editorial en general discurre aún en la lógica dicotómica que establece relaciones escindidas entre autores y editores o editores y bibliotecas, actores que muestran intereses diferentes y contrastados. Pues, mientras que, por un lado, el intervínculo entre autores y editores signa un dispositivo que maximiza la reputación de las publicaciones, por el otro las bibliotecas apelan a la incorporación de conocimiento certificado, apelando a los editores como agentes que garanticen la credibilidad de las fuentes científicas a través del *gatekeeping*.

En este sentido, la posibilidad de un *gatekeeping* 2.0 consistente en la selección y control comunitario de los contenidos supondría conservar y viralizar, vía *sharing,* publicaciones científicas que eventualmente pudieran eludir el control interpares entre agentes propios de la comunidad de expertos, lo que habilita el autoajuste de los contenidos a las demandas y expectativas de los prosumidores legos, y pone en cuestión la credibilidad de los resultados científicos, tal como lo es practicado, por ejemplo, por las comunidades de antivacunas.

Por lo visto, la función de los agentes de interfaz se encuentra en una situación crítica, debido a:

a) La desintermediación generada por efecto del prosumo científico.
b) La necesidad de encontrar un rol asociado al *gatekeeping* o a la búsqueda de nuevas formas de construir narrativas transmediáticas sobre la ciencia.

No es menor, además, el hecho por el que muchos expertos continúan empleando un modelo de comunicación clásico-empirista en redes sociales, escindiendo el contexto de producción de pruebas y argumentos respecto del contexto de comunicación con sus audiencias. Esta situación puede generar condiciones para la emergencia de comunidades de legos que:

a) Conformen sus propios contextos de *prosumo científico* en redes sociales, así como sus propias teorías, evidencias, criterios de cientificidad, paradigmas, etcétera.
b) Intervengan de manera sistemática en el debate público mediante argumentos con cierto tipo de *pretensión de objetividad científica*, inconmensurables respecto de los criterios defendidos por el paradigma de ciencia normal.

Por esto, en los próximos capítulos se estudiará la comunicación entre expertos, agentes de interfaz y antivacunas, a fin de comprender la lógica comunicacional subyacente en el marco de la controversia teórica entre los modelos de comprensión pública de la ciencia.

CAPÍTULO III

La comunicación pública de la ciencia en redes sociales y la comunidad antivacunas

Este capítulo presenta una *exploración* con la cual comprender las consecuencias de la desconfianza de la comunidad de legos en el paradigma de ciencia normal. Por lo tanto, se presenta, en primer lugar, una codificación preliminar de discursos antivacunas, la que será refinada y ajustada en los subsiguientes capítulos. En segundo lugar, se articula una *hipótesis de trabajo*, la que orientará la posterior lectura estructurada en el proceso de codificación selectiva y teórica.

Cuestiones generales sobre la hipótesis antivacunas

La hipótesis moderna del movimiento antivacunas se sostiene en el artículo "Ileal-lymphoid-nodular hyperplasia, non-specific colitis, and pervasive developmental disorder in children" de Andrew Wakefield (1998), publicado en la revista *The Lancet*, en el que se *asocia la administración de la vacuna triple vírica y la aparición del autismo infantil*. Diez años más tarde, después de que el Colegio de Médicos Británico condenara la investigación de Wakefield calificándola como no ética, lo expulsara del colegio y le retirara la licencia para ejercer la medicina, la revista *The Lancet* desmintió el artículo: "Se probó que el médico había recibido dinero de organizaciones antivacunas, se realizó el estudio con solo 12 niños e incluso pagó a los amigos de su hijo para obtener sus muestras de sangre. (...) El colegio de médicos de Reino Unido le retiró la licencia, así que ya no puede ejercer en su país. (El País, 2018).

Sin embargo, la hipótesis de la comunidad de antivacunas rechaza la refutación científica y considera que, efectivamente:

a) La vacunación es una práctica causal relacionada con la aparición de patologías.

b) La inmunización coercitiva se implementa en beneficio de la industria farmacéutica, como parte de una estrategia global de control.

Relación testimonial de desconfianza de comunidades de legos en redes sociales, respecto del paradigma de ciencia normal hegemónico

La desconfianza de los legos respecto de la efectividad de las vacunas y la proliferación de un discurso antivacunas en redes sociales llevó a Pinterest, Facebook, X, Google y YouTube a redireccionar la búsqueda de los usuarios preocupados por la temática. Así es que la OMS se transformó en la autoridad epistémica global en defensa del paradigma de ciencia normal (que, en efecto, promueve la vacunación) de modo tal que, al buscar en cualquier red social términos asociados con la antivacunación, es posible advertir que la mayor parte de los comentarios han sido suprimidos y, en su lugar, se expone una leyenda general como encabezado, que afirma, con variaciones: "Conoce los hechos: Asegúrese de tener la mejor información sobre vacunaciones. Conozca los recursos disponibles de la Organización Panamericana de la Salud (OPS)".

Censura: la censura que las redes sociales han practicado al redireccionar las búsquedas y suprimir la mayor parte de grupos antivacunas –como estrategia de prevención primaria– constituye para estos una confirmación respecto de la verdad de sus argumentos, fundamentados en la desconfianza a la autoridad epistémica figurada, en términos simbólicos, por la industria farmacéutica y la OMS: "Argentina sin Vacunas: 'Ha de quedar claro que en Medicina no hay libertad de expresión'". Los pocos comentarios que subsisten en la plataforma X de usuarios antivacunas atacan el paradigma de expertos por medio de *falacias ad misericordiam* y, muchas veces, en un diálogo acusatorio directo con expertos o agentes de interfaz:

"La industria farmacéutica y en general los que se benefician son demasiado gigantes y poderosos como para aceptarlo algún día..."; "En respuesta a @luciapediatra ¿Por qué utilizas (a) niños para argumentar? Yo te pondría niños con autismo generado por vacunas".

Por su parte, los antivacunas ponen en cuestión la autoridad epistémica por la función propagandística que se ejerce con el fin de producir campañas de vacunación legitimadas por el discurso experto:

"Manipulación de la población con técnicas de marketing y control mental para aumentar la demanda de vacunas. Receta para fomentar el interés público y alta demanda de vacunas. Los expertos médicos y las autoridades de salud pública (por ejemplo, a través de los medios de comunicación) expresan preocupación y alarma (y predicen resultados terribles) e instan a la vacunación contra la influenza".

Esta suerte de censura ha llevado a los antivacunas a utilizar plataformas de mensajería como Telegram, cuestionada en los últimos años por el uso polémico que de ella se pudiera estar haciendo con fines delictivos.

Deferencia oblicua[12]: el rechazo a la autoridad epistémica produce *deferencia oblicua* y una *resemantización* ya no solo del aparato

---

[12] El concepto de "deferencia oblicua", propuesto por Proto Gutierrez (2021), se refiere a la forma en que los individuos adhieren a la autoridad epistémica de figuras alternativas que no son reconocidas en el marco de las disciplinas científicas del paradigma normal, pero que adquieren legitimidad debido a su *llegada* en redes digitales: "Se llamará aquí deferencia oblicua al caso en el que, tras rechazar las pruebas y argumentos ofrecidos por la autoridad epistémica, los prosumidores científicos legos cruzan su depósito de confianza a agentes (legos o expertos) rechazados por el paradigma de ciencia normal". Estas figuras —médicos disidentes, celebridades o individuos con historias personales que cuestionan la seguridad de las vacunas— se presentan como testimonios confiables en contraste con los expertos tradicionales, quienes son confundidos con intereses políticos o económicos.

epistémico-lingüístico, sino de las prácticas de salud recomendadas; en sí, los antivacunas no comparten las recomendaciones sanitarias inferidas desde el paradigma de ciencia normal, debido a que cuestionan la eticidad de los agentes expertos que suponen subsumidos a una industria farmacéutica corrupta, así como la eficacia y efectividad del producto desarrollado:

> "Hipocresía extrema de la Asociación Médica Americana (AMA). Mientras la AMA recibe fondos de laboratorios y hace lobby por la vacunación obligatoria y la eliminación de las exenciones filosóficas y religiosas"; "AMA admite limitaciones más estrictas en la exclusión de inmunización"; "La disonancia cognitiva extrema parece ser un requisito inexorable de los funcionarios de salud".

Subjetivación acrítica y socialización del saber: los legos debaten sobre la efectividad del aplicativo tecnológico desarrollado por una autoridad epistémica a la que eximen de toda credibilidad. El campo de producción de evidencias que conforman consiste en la antivacunación misma, esto es, en la puesta a prueba de la hipótesis sobre la asociación entre vacunación-autismo, o, en términos generales, vacunación-enfermedad. Por esto, se emplean a ellos mismos o a sus hijos como sujetos experimentales, con el fin de obtener evidencia susceptible de ser compartida para aumentar la credibilidad de la hipótesis defendida. No obstante, dado que la mayor parte de los grupos que la comunidad de legos empleaba para instrumentar procesos de alfabetización social y compartir evidencia han sido suprimidos en Facebook, el campo de producción de saberes ha migrado a servicios de mensajería como WhatsApp y, como se ha dicho, a Telegram.

Criterio de demarcación y comunicación científica

Alfabetización retentivo-defensiva: la comunicación pública de la ciencia llevada a cabo por las agencias médicas y gubernamentales, educomunicadores, expertos o periodistas científicos, apela al *déficit cognitivo* para señalar la desinformación del público con respecto a la relevancia de la vacunación como política de salud pública y a la inexistencia de asociación comprobada entre la vacunación como causal de enfermedades:

> "Hay una ignorancia general sobre cómo funciona la ciencia y es cuando aparece gente como los antivacunas"; "La evidencia científica habla claro: la vacuna triple vírica no aumenta el riesgo desarrollar autismo".

En un Tweet de @ParaMicroBio, blog de divulgación científica en el ámbito de la parasitología, microbiología y virología en España, que se presenta en "Defensa de educación y MM.AA. #StopPseudociencias #PMBEmpleo" se arroba un estudio llevado a cabo en la Universidad de Pittsburgh y publicado en la revista Vaccine, en el que los investigadores realizan un seguimiento de 197 de los 800 comentaristas que dejaron más de 10.000 opiniones en un video intencionalmente subido a Facebook en 2017, obteniendo de esta manera cuatro perfiles de grupos antivacunas:

> La primera la engloban bajo el concepto de la desconfianza: algunas personas no creen en la honestidad de la comunidad científica y expresan su miedo a que se promueva la obligatoriedad de las inmunizaciones. (...) El segundo grupo es el de los defensores de remedios alternativos, quienes expresan su rechazo a las sustancias químicas de las inmunizaciones. (...) Este grupo promueve remedios que no han probado ningún tipo de eficacia, como la homeopatía. Precisamente, el tercer grupo que los investigadores clasifican es el de los que sobredimensionan los efectos adversos: creen que son mucho más graves que los reales o se aferran a los que suceden en un caso cada millones de vacunados, dando una falsa sensación de peligro. Por último, el cuarto es el de los conspiranoicos, que sugieren que los gobiernos y las instituciones están ocultando información a la población. Entre ellos es frecuente defender bulos como que el virus de la polio no existe (El País, 2019).

El estudio demuestra que el rechazo a la autoridad epistémica constituye uno de los argumentos sustantivos y revela que los antivacunas conforman su propio sistema de producción de evidencia, cancelando la vacunación o practicando terapias alternativas. *La alfabetización científica de los expertos en redes social se dirige a una comunidad de legos que ya ha aceptado la vacunación como práctica sanitaria* e instituye, consecuentemente, un sistema de comunicación defensivo/hostil frente a los legos rivales:

"Ahora el movimiento antivacunas además de no vacunar a sus hijos tampoco vacuna a sus perros"; "Activistas #Antivacuna causan el peor brote de #sarampión en décadas"; "En los grupos antivacunas es casi imposible reconocer los comentarios irónicos de los comentarios 'en serio' Ley de Poe en acción"; "Una ministra que está rotundamente en contra de las pseudociencias y ha apostado de forma clara por revertir las concesiones a la sanidad privada. Mi más sincera enhorabuena"; "Cómo surgió el movimiento #antivacunas o cómo el estafador de Wakefield y su mala ciencia sigue poniendo en riesgo a cientos de personas".

La alfabetización científica se presenta en forma unidireccional y paternalista, dirigida a una comunidad de legos ya fidelizada con los resultados de las publicaciones. En este sentido, los grupos y comentarios rivales han sido suprimidos en su mayor parte. Así es que la problemática se dirime en los términos de una comunicación pública de la ciencia monológica que ha logrado censurar en las redes sociales a la comunidad de rivales.

Criterio demarcatorio: en el grupo de Facebook "Argentina sin Vacunas", los usuarios han construido un archivo de documentos enlazados que aportan supuestas pruebas sobre la correlación entre vacunas-enfermedad y, en muchos casos, hacen referencia a autoridades epistémicas rechazadas por el paradigma de ciencia normal, que ponen en cuestión la efectividad de las vacunas, como:

a) El médico italiano Roberto Gava, quien fuera expulsado de su respectivo colegio profesional.
b) Luc Montagnier, premio Nobel de Medicina en 2008, codescubridor del VIH-SIDA y defensor de argumentos

antivacunas.

A la existencia de grupos de médicos antivacunas se suman líderes de opinión: desde Donald Trump, Jair Bolsonaro o Javier Milei hasta la ministra de Salud de Italia y actores emblemáticos de Hollywood, como Jim Carrey o Robert de Niro.

En tanto, la acción de los legos no es pasiva, debido a que "el público se enfrenta no a uno sino a dos o varios científicos cuyas afirmaciones sobre el mismo tema pueden ser divergentes, y entre las cuales debe decidir" (Cortassa 2012: 72). En este caso, si bien hay un consenso mayoritario en favor de la vacunación, se le presenta a los legos la necesidad de decidir si es cierto o no que existe una relación causal creíble entre vacunación-enfermedades. Los expertos han optado por establecer un esquema de alfabetización fundamentado en criterios demarcatorios característicos de la llamada "concepción estándar de la ciencia", en orden a asociar la posición antivacunas con la emergencia de una *pseudociencia* que no ofrece evidencia científica válida:

> "@AndreuEscriva Mientras en Italia escogen a una ministra antivacunas, aquí la próxima ministra, @CarmenMonton, es alguien que escribe cosas como esta en la mejor revista de divulgación científica del país, @metode_esp. "Evidencia científica frente a las pseudociencias".

Por lo tanto, la *divulgación* científica para antivacunas supone la existencia de una *asimetría cognitiva* radical que debe ser compensada no sólo con estrategias unidireccionales de alfabetización, sino también, y preferentemente, por medio de la censura de los legos rivales. Sin embargo, esta estrategia de comunicación comprende la existencia de un déficit informacional allí donde, ciertamente, hay legos que francamente se encuentran *informados,* aunque por autoridades epistémicas alternativas al paradigma de ciencia normal.

Revisión del MDC

En este apartado se pretende realizar una elucidación conceptual, teniendo en cuenta el MDC, la Epistemología del Testimonio y el Modelo Sociocrítico que estructuran la lógica comunicacional del paradigma de ciencia normal y agentes de interfaz en la comunicación con comunidades de antivacunas.

De esta manera, es posible formular, en principio, una hipótesis (H1), cuatro condiciones iniciales (C1H1, C2H1, C3H1, C4H1) y dos consecuencias observacionales esperadas (CO1H1, CO2H1).

Hipótesis 1: El sistema de propaganda del paradigma-matriz disciplinar normal practica *gatekeeping estándar* y estrategias de alfabetización o divulgación científica unidireccionales y verticalistas, las cuales suponen una "asimetría cognitiva" entre expertos, agentes de interfaz y legos.

Condiciones iniciales:

a) C1H1: El paradigma-matriz disciplinar opera con una "doble densidad operativa: la práctica teórica y la práctica experimental" (Cortassa, 2012: 51) o, en términos de Reichenbach (1938), en un "contexto de justificación" y "contexto de descubrimiento".

b) C2H1: La comunidad de ciencia normal escinde el "contexto de descubrimiento" del "contexto de comunicación".

c) C3H1: En el "contexto de comunicación", el paradigma normal diferencia entre la comunicación interna de la ciencia y la comunicación externa: la primera instituye un sistema de evaluación, control y edición inter-pares (*gatekeeping* científico) para maximizar la credibilidad científica de los resultados; la segunda presupone el "déficit cognitivo" del público para establecer estrategias de alfabetización o divulgación que maximizan la credibilidad social de la ciencia.

d) C4H1: Existen agentes de interfaz encargados de transmitir información científica a públicos legos, cuya función depende de la evaluación de la autoridad epistémica: "La interfaz es el depositario inicial del testimonio del científico, quien primero debe evaluar la calidad de la autoridad epistémica, pues de esto depende su papel en el proceso; entre sus funciones está constatar la fiabilidad de los expertos, a fin de evitar compartir conocimiento erróneo o falaz, y a la vez reconstruye ese relato frente a la comunidad más amplia de receptores" (Cortassa, 2012: 76).

Consecuencias observacionales esperadas:

a) CO1H1: El *gatekeeping* (en la comunicación interna de la ciencia) y las estrategias de alfabetización científica maximizan la credibilidad del público en la ciencia.

b) CO2H1: El agente de interfaz es mediador entre la fuente (expertos) y los legos (receptores), evaluando la credibilidad de la autoridad epistémica para evitar transmitir "conocimiento no contrastado".

No obstante, acontece que:

a) La formación de una comunidad de legos en redes sociales es consecuencia de la *desconfianza* del público en la credibilidad de la evidencia científica y, en efecto, de la autoridad epistémica.

b) La comunidad de ciencia normal se comunica con los legos de acuerdo con los criterios del modelo clásico-empirista, esto es, mediante la compensación alfabetizadora del hipotético "déficit cognitivo" del público.

c) El agente mediador de interfaz (educomunicador, periodista científico, divulgador científico, etcétera) protege el interés ideológico de la comunidad de ciencia normal, en perjuicio de la comunidad de legos.

Debido a estos supuestos, las prácticas comunicativas de expertos y agentes de interfaz en redes sociales ponen en cuestión las CO1H1 y CO2H1 esperadas de H1, debido a la modificación de las condiciones iniciales (C1H1...C4H1). En rigor, la propaganda científica del paradigma normal, que aplica estrategias de alfabetización o divulgación unidireccionales y verticalistas en redes sociales (Facebook, X, y YouTube) dirigidas a usuarios legos que rechazan (por efecto de una relación testimonial de desconfianza) la autoridad epistémica de los agentes expertos, no logra maximizar la credibilidad social de la ciencia debido a que, si se modifican las condiciones iniciales (C1H1...C4H1) se generan otras nuevas:

a) C1H2: La comunidad de legos en plataformas 2.0 unifica la práctica teórica y la práctica experimental en un "contexto de producción/comunicación" (*prosumo científico*).

b) C2H2: La exclusión de los legos del "contexto de justificación" y la "comunicación interna de la ciencia" disminuye la confianza en la autoridad epistémica.

c) C3H2: Los legos practican un *gatekeeping* comunitario y abierto de fuentes y evidencias en las plataformas 2.0, unificando la credibilidad científica y social en una "comunicación transmediática de la ciencia".

d) C4H2: La desintermediación en redes sociales genera una relación directa entre expertos y legos, en la cual el agente de interfaz ya no media en términos referenciales sobre la credibilidad de la fuente.

Consecuencias observacionales modificadas:

a) CO1H2: *El gatekeeping unidireccional en redes sociales no maximiza la credibilidad de la ciencia.*

b) CO2H2: *El agente de interfaz no puede mediar eficazmente entre expertos y legos debido a la desintermediación.*

Por lo tanto, *si no se cumplen las condiciones iniciales y las consecuencias esperadas de H1* (es decir, si no se maximizan CO1H1 y CO2H1), entonces *surge una comunidad de legos (H2) que sigue su propio esquema de condiciones y consecuencias*:

Hipótesis 2: El rechazo a la autoridad epistémica de los expertos (A) es condición para la emergencia de una comunidad de legos (B), que establece en plataformas 2.0 un "contexto de prosumo científico" (o con pretensión científica) (C) con estrategias transmediáticas de alfabetización (D) y un *gatekeeping* comunitario o participativo abierto (E).

La condición (C1H2) para que H2 se realice es la negación de las consecuencias observadas en H1 (-CO1H1 y -CO2H1), de modo que: - (CO1H1 . CO2H1) → H2, lo que significa que, si:

a) -CO1H1: el *gatekeeping* y las estrategias de alfabetización no maximizan la credibilidad de la ciencia, y

b) -CO2H1: el agente de interfaz no media entre expertos y legos de manera efectiva, entonces:

El rechazo a la autoridad epistémica de los expertos es condición para la emergencia de comunidades de legos que practican gatekeeping 2.0 o prosumo científico.

En síntesis, la desconfianza en la ciencia genera un sistema de *prosumo* en redes sociales, lo cual contradice la hipótesis central del MDC, según la cual los legos asumen un papel pasivo en la recepción de información científica. En la Web 2.0, el rechazo a la autoridad epistémica de los expertos conduce a los legos a un proceso de subjetivación acrítica y socialización del saber, estableciendo en las plataformas: C1H2, C2H2, C3H2 y C4H2. Sin embargo, es preciso indicar que esta relación causal hallada no es necesariamente determinista, lo que requiere de una mayor articulación de indicadores y la implementación de un esquema de recolección de datos cuantitativos y cualitativos para evaluar estas dinámicas en estudios de casos similares.

En síntesis, dado que las condiciones iniciales de la hipótesis H1 (el sistema de propaganda del paradigma normal que practica estrategias unidireccionales de divulgación) no logran producir las consecuencias esperadas (maximización de la credibilidad científica y mediación efectiva del agente de interfaz), entonces no se cumplen CO1H1 y CO2H1, con lo que surge una nueva hipótesis (H2): un esquema comunicacional en el que los legos rechazan la autoridad epistémica de los expertos, estableciendo su propia comunidad de coproducción de pruebas y argumentos en redes sociales, con prácticas de *prosumo* y estrategias de alfabetización transmediática propias.

Esto significa que el fracaso del sistema tradicional de comunicación para maximizar la credibilidad en la ciencia en redes sociales da lugar a la emergencia de una nueva hipótesis, en la que se expresa una mayor participación comunitaria, desintermediación y creación de nuevos criterios de credibilidad por parte de los legos, que juegan un rol activo en la creación y socialización del saber.

Operacionalización de variables

La codificación de los segmentos correspondientes a la relación entre agentes de interfaz, expertos y legos y la inferencia de los modelos intervinientes en la comunicación pública de la ciencia en redes sociales, cuando se trata de la relación entre H1 y H2, ha permitido la formulación de una operacionalización lógico-formal de variables e indicadores susceptibles de ser utilizados para la automatización de un prototipo de intérprete de discursos antivacunas (IDApp 1.0). No obstante, esta operacionalización es susceptible de ser comprendida como marco general de lectura estructurada de comunidades estructuradas a partir de teorías conspirativas (terraplanistas, QAnon, Chemtrails, Grupos anti 5G, Pizzagate, etcétera) (véase operacionalización de variables completa en GitHub).

Descripción de operacionalización de variables

La formación de comunidades de legos en redes sociales (I4), como consecuencia de la desconfianza en la credibilidad de la autoridad epistémica del paradigma de ciencia normal (H2.), se realiza a través del arrobamiento como dispositivo que instrumenta la deferencia a expertos o legos (I1, I3); en tanto, la hipermedialidad es utilizada por los agentes expertos o de interfaz a fin de instituir un contexto de comunicación en el que las narrativas se estructuran de acuerdo a una lógica hipertextual arborescente (I7).

La unificación del "contexto de justificación y descubrimiento" y "contexto de comunicación" en plataformas 2.0 (I4) es realizada por legos conforme a una lógica reticular transmediática por medio de grupos abiertos o cerrados de Facebook, hilos de X o canales en YouTube. Por *deferencia oblicua* (I3) acontece en ellos una resemantización del sistema lingüístico-epistemológico (I5), con el cual se aplican criterios metacientíficos demarcatorios (I10) y se construyen los mensajes de la conversación.

Los expertos practican el *gatekeeping* a fin de garantizar la credibilidad de los resultados obtenidos, al utilizar un sistema de revisión de pares en el proceso de edición de publicaciones científicas (I6) y excluyen así de tal evaluación a los legos, quienes, por su parte, asumen un rol crítico en redes sociales al practicar una forma de *gatekeeping* comunitario y participativo 2.0 (I8), que incluye y conserva, en la conversación transmediática, las fuentes y evidencias que sostienen los argumentos del paradigma. El *gatekeeping* comunitario o participativo puede sin embargo buscar, interpretar, favorecer y recordar sólo la información que confirme las creencias preconcebidas de los legos, deviniendo entonces en "sesgo confirmatorio".

De esta manera, es posible elucidar al menos dos perspectivas ambivalentes de análisis respecto del modo en que es practicado el *gatekeeping* de expertos y legos, con fundamento en las diferencias dadas entre H1 y H2. Pues:

a) H1. En el contexto de justificación o descubrimiento, la actividad científica se estructura a partir de las prácticas individuales de agentes racionales que controlan intersubjetivamente los esquemas de teorización producidos. En este sentido, es la contrastación del aparato formal con la base empírica el sustento metateórico que instrumenta la validación de los resultados científicos. Por su parte, en el contexto de la comunicación pública de la ciencia, el MDC supone que la asimetría y el déficit cognitivo de agentes de interfaz y legos deben ser compensados por medio de estrategias de alfabetización. En el marco de la conjunción paradigmática entre los criterios metateóricos de la concepción estándar y del MDC es que cobra sentido entonces signar la "desinformación" del público cuando éste comparte contenidos no contrastados en redes sociales.

b) H2. La *praxis* anticientífica de legos supone la presencia de prácticas colectivas llevadas a cabo por comunidades que determinan el conjunto de las decisiones comunitarias sobre la ciencia, en un contexto de producción del saber que desestima toda posibilidad de actividad aislada. Ello hace ver la posibilidad según la cual, en el proceso diacrónico de *prosumo científico*, el *gatekeeping* comunitario presenta una combinación (no necesaria) de fenómenos como:

I.   El "sesgo de confirmación" que lleva a seleccionar, favorecer y recordar los datos que confirman las propias creencias.

II.   El "efecto de retroceso" (*backfire effect*) que refuerza aquellas creencias básicas que son cuestionadas, conduciendo a radicalizar posiciones.

III.   Las "correlaciones ilusorias" que conducen a establecer falsas asociaciones.

IV.   Errores del razonamiento inductivo, como la "generalización por inducción incompleta".

Por lo tanto: *¿Sí o no, los antivacunas constituyen una comunidad regulada por una comprensión científica de su praxis?* O bien: ¿Son los antivacunas legos ignorantes y escépticos sobre los beneficios de la ciencia, tanto que prosumen noticias falsas y deben, de este modo, ser alfabetizados o disciplinados por agentes expertos racionales, a fin de maximizar su fe en el paradigma de ciencia normal? Lo son: presentan un *déficit cognitivo*, si se emplean para comprenderlos criterios de cientificidad demarcatorios estándar y se aplica el MDC. No lo son: ya están en posesión de algún tipo de saber, si se comprende que los antivacunas han conformado comunidades *informadas* en las que comparten *buenas razones* para creer en la antivacunación.

Vale, por tanto, indicar que esta comunidad de antivacunas suele sesgar la información en favor de sus creencias ya asumidas, tanto como suelen hacerlo a menudo los científicos al defender sus propias hipótesis: en esta tensión se juega la diferencia, en rigor, en que el *êthos* científico *debe* ser *falibilista* y ya no *fundamentalista*. *Las posiciones antivacunas radicales son negacionistas*, mientras que los argumentos en favor de la inmunización no deben, epistemológica ni éticamente, soslayar el carácter provisorio o falible de las buenas razones en favor o en contra de las vacunas, o de las hipótesis científicas en general.

No obstante, *la ciencia entendida en cuanto ideología que emplea el sistema de propaganda como dispositivo de comunicación pública de la ciencia*: o alfabetiza o prosume ciencia, esto es, se circunscribe a ejercer un rol compensatorio en relación al déficit cognitivo registrado de los legos, o bien dispone de estrategias de ciencia abierta, ciencia 2.0 o ciudadana, para contribuir a la participación de los legos en la producción y evaluación de resultados científicos, para que ello incremente la credibilidad del paradigma de ciencia normal:

> Por doquier observamos que los grandes avances científicos se deben a una intervención exterior que logra prevalecer ante las más básicas y "racionales" reglas metodológicas. La lección es clara: no existe un solo argumento que pueda emplearse en apoyo de la función excepcional que la ciencia desempeña hoy en la sociedad. La ciencia ha hecho muchas cosas, pero también lo hacen otras ideologías (consúltese el historial de los muchos debates doctrinales que han ocurrido en la Iglesia) y, además, no existen reglas supremas a las que haya que adherirse en toda circunstancia; no hay una "metodología científica" que pueda emplearse para separar la ciencia de todo lo demás. La ciencia es sólo una de las muchas ideologías que impulsan a la sociedad y debe ser tratada como tal (Feyerabend, 2018: 305).

El sesgo confirmatorio, efecto retroceso, las correlaciones ilusorias y el inductivismo ingenuo que nutren las prácticas de las comunidades de legos, es practicado también por los científicos, ya que a menudo sacralizan un sistema de propaganda con el que intentan *vender ciencia*[13] por medio de estrategias de alfabetización, antes que poner en crisis las buenas razones en favor o en contra de las vacunas: "Science often appears in the press today as an arcane and

---

[13] O bien, como si fueran científicas proposiciones que no proceden de la ciencia. Por ejemplo, la pretendida naturaleza científica de los estudios de opinión pública que proponen ciertas consultoras políticas, con el fin de establecer la *agenda setting*.

incomprehensible subject, far from organized common sense. And scientists still appear to be remote but superior wizards, above ordinary people, culturally isolated from the society. Such heroic images are perhaps most apparent in press reports about prestigious scientists, especially Nobel laureates" (Nelkin, 1987:15)[14]. Así es que la mistificación de la actividad científica se torna *acrítica*, en la medida en que da lugar a la formación de una dictadura epistémico-paradigmática por la cual "los herejes deben sufrir las sanciones más severas que pueda ofrecer esta civilización relativamente tolerante" (Feyerabend, 2018: 297).

En la inconmensurabilidad que supone el entredicho propositivo, la comunicación pública de la ciencia sostenida en estrategias de alfabetización verticalistas y unidireccionales (Ciencia 1.0), así como el prosumo científico transmediático de las comunidades de legos en redes sociales operan de acuerdo con la institución de una subjetivación *acrítica*. De aquí que la comunicación con comunidades antivacunas debiera explicitar, antes bien, el carácter estrictamente *falible* de los resultados que la ciencia puede ofrecer, igual que son falibles y susceptibles de crítica los argumentos y pruebas ofrecidos por las comunidades de antivacunas. En efecto, el proceso de investigación científica es consecuencia de una *praxis* de deliberación colectiva no exenta de contradicciones, algo similar a lo que ocurre con la conversación que entreteje un discurso antivacunas que, entretanto, no recurre de manera sistemática ni a los mismos argumentos, ni a las mismas pruebas. En ambos casos, ambas comunidades emplean razonamientos que en ocasiones pueden ser o parecer ilógicos, a premisas falsas, motivos éticamente cuestionables, etcétera.

La tarea de clarificación conceptual de estas argumentaciones

---

[14] "La ciencia aparece hoy a menudo en la prensa como un tema arcano e incomprensible, alejado del sentido común organizado. Y los científicos siguen apareciendo como magos remotos pero superiores, ubicados por encima de la gente corriente y culturalmente aislados de la sociedad. Esas imágenes heroicas son quizá más evidentes en los reportajes de prensa sobre científicos prestigiosos, especialmente los galardonados con el Nobel" (Nelkin, 1987:15) (La traducción es nuestra).

pareciera ser una tarea relevante para agentes de interfaz reubicados ya no en la intermediación entre legos y expertos, sino más allá del paradigma de ciencia normal protegido por estrategias unidireccionales y verticalistas de alfabetización, así como del prosumo de la comunidad de legos. En síntesis, la función de la comunicación científica pareciera tener que centrarse en *elucidar los argumentos y las pruebas ofrecidos por comunidades rivales entre sí,* con la finalidad de ofrecer al público una perspectiva plural sobre las buenas razones en disputa para creer en una u otra cosa. Esta elucidación puede valerse de las dimensiones e indicadores producidos en este libro.

Capítulo IV

El prosumo antivacuna 2.0

Este capítulo examina el proceso de subjetivación acrítica y socialización de los saberes que los antivacunas realizan en redes sociales por medio de estrategias transmediáticas de alfabetización. En este sentido, se pone foco en la H2, ya que es en estas redes digitales en las que estas comunidades generan pruebas y argumentos (*prosumo científico*) que desafían el consenso científico sobre la efectividad y eficacia de la inmunización.

Se describe, entonces, cómo los legos se apropian de las plataformas digitales para promover sus propias interpretaciones y creencias sobre la ciencia, basándose en fuentes alternativas y autoridades no reconocidas por la comunidad de ciencia normal. Además, utilizando la *deferencia oblicua*, se pretende comprender cómo los antivacunas confían en figuras que, si bien no son considerados expertos en el paradigma de ciencia normal, adquieren sin embargo legitimidad a través de su *llegada* en las comunidades digitales de las que participan.

Por último, este capítulo se estructura a partir de la codificación abierta, selectiva y teórica de los códigos emergentes en el proceso de categorización de los segmentos de comentario textuales de antivacunas en redes sociales, en el período 2019-2024. De esta manera, se explicitan las categorías (1, 2, 3…), con sus respectivos códigos a), b), c), d), etcétera, y su respectiva clave de lectura.

Categorías y códigos antivacunas

1. *Desconfianza en la ciencia y en las instituciones*: es un tema recurrente en los discursos antivacunas la desconfianza en la ciencia y en las instituciones, en particular en las farmacéuticas y en autoridades sanitarias del Estado o de organismos internacionales. La opinión acerca

de que estas instituciones priorizan los beneficios económicos sobre la salud pública y la opacidad en sus acciones ha alimentado una crisis de legitimidad. Por esto, es posible significar los siguientes códigos:

a) *Desconfianza en las farmacéuticas*: se menciona repetidamente, con independencia de la red social, que las farmacéuticas están más interesadas en el lucro que en el bienestar social, lo que a menudo se correlaciona e implica en teorías conspirativas: "Las farmacéuticas solo quieren hacer dinero, por eso no podemos confiar en los estudios financiados por ellas". En este caso, la desconfianza hacia los expertos tradicionales y las instituciones que los respaldan es una de las condiciones que determina la *oblicuidad de la deferencia* hacia agentes que contradigan el discurso de la ciencia normal, o bien, hacia aquellos de los que se suponga que no poseen conflictos de interés político o económico en la enunciación de sus buenas razones para aceptar o rechazar la vacunación. Además, el razonamiento excluye el hecho por el que:

   I. Una parte importante de la investigación sobre salud no está financiada por "farmacéuticas", y en muchos países hay instituciones estatales que supervisan esas investigaciones.

   II. La mayor rentabilidad de las farmacéuticas es obtenida a partir del tratamiento de enfermedades o síntomas "crónicos" ya que, por definición, las inmunizaciones suelen resolver el problema que enfrentan, en lugar de mantenerlo.

b) *Desconfianza en las autoridades de salud*: la OMS y otros organismos (ministerios de salud, agencias de regulación, instituciones sanitarias u organismos de investigación científica, etcétera) son comprendidos como cómplices en la manipulación de la salud pública. Por ejemplo, uno de los argumentos más usuales de los antivacunas, en el contexto de la pandemia por COVID-19, afirmaba que "Kary Mullis, el inventor de la PCR, dijo que esta técnica no sirve para diagnosticar enfermedades virales, pero la ciencia oficial no lo reconoce". Este enunciado exhibe cómo se citan fuentes científicas, que, aunque descontextualizadas, son interpretadas como legítimas: "'El PCR no es diagnóstico *per se*, sino que amplifica y permite hacer el diagnóstico. Han sacado de contexto lo que dijo Mullis', explicó a RedDES Luis Pianciola, bioquímico, especialista en Microbiología Clínica y Microbiología Molecular, y asesor de Diagnóstico e Investigación en el Laboratorio Central de Neuquén" (Chequeado, 2021). Este tipo de argumentación indica un razonamiento subyacente operativo junto con la *deferencia oblicua* y consistente en la utilización de la *falacia del hombre de paja*, por la cual se resemantizan los dichos de una autoridad epistémica propia del paradigma de ciencia normal, en beneficio de la hipótesis antivacunas defendida.

c) *Conspiraciones relacionadas con las vacunas*: las vacunas se asocian con agendas ocultas tales como las de un supuesto control poblacional o de reducción de la fertilidad, en apelación al "mito del control oculto" que supone que hay grupos poderosos que manipulan la realidad y ocultan la verdad al público.

La desconfianza en las autoridades refleja la erosión de la autoridad epistémica, ya que en ciertos sectores las instituciones científicas ven erosionada su legitimidad como fuentes confiables de conocimiento[15]. Esta desconfianza se manifiesta en la adopción de narrativas que desafían las posiciones oficiales, carcomiendo la confianza en las recomendaciones científicas, en tanto la crisis de

---

[15] Sin embargo, este razonamiento oculta posibles contradicciones entre el discurso y la práctica antivacuna. En Argentina, por ejemplo, el entonces diputado Javier Milei, promotor sistemático de un discurso antivacunas, terminó vacunándose contra la COVID-19. En efecto, no todo el comportamiento de los antivacunas es coherente con las ideas que pretende difundir, debido a que 1) los argumentos que producen no son totalmente coherentes entre sí; y 2) a veces su propio comportamiento contradice sus discursos.

legitimidad y la percepción de "corrupción científica" alimentan esta desconfianza, creando un entorno propicio para la proliferación de teorías de la conspiración:

> Mientras las ciencias cognitivas de la religión han enfatizado más los estilos de pensamiento (analítico o intuitivo) y los sesgos perceptuales (antropomorfismo, mentalización, entre otros) que acercarían las creencias conspirativas a ciertas características a un nivel individual del pensamiento y las creencias religiosas, esotéricas y/o paranormales, los aportes de la psicología política han tendido a sopesar más el impacto de variables políticas y de contexto en el ámbito intergrupal. Así, la polarización ideológica, la desconfianza institucional, la facilitación de espacios para la circulación de información alternativa y las dietas informativas resultan indicadores relevantes (Griera et al., 2023: 311).

En efecto, *suponiendo la construcción colectiva de la desconfianza en redes sociales*, muchos antivacunas creen que las organizaciones internacionales, como la OMS, están coludidas con las grandes farmacéuticas para imponer un régimen global de control a través de la vacunación.

2. *Percepción de riesgo y peligro asociado a las vacunas*: el temor a los efectos secundarios de las vacunas se ha exacerbado por relatos personales y testimonios que atribuyen a las vacunas graves problemas de salud, como miocarditis, trombosis o muerte súbita. Esta categoría parece yuxtaponerse a la consideración de Cortassa (2012: 33), para quien el MEC permite explicar por qué, en ciertas ocasiones, el público "prefiere ciertas fuentes de conocimiento a otras, por ejemplo, la propia experiencia antes que las afirmaciones o procedimientos científicos":

a) *Relatos de efectos adversos graves*: se destacan testimonios sobre miocarditis, trombosis y otras condiciones serias supuestamente causadas por las vacunas. Este argumento, sin embargo, debe ser complementado con el siguiente contexto de interpretación, a saber, que los efectos adversos (independientemente de su gravedad) son estadísticamente irrelevantes en comparación con los beneficios producidos por procesos de vacunación masiva. En efecto, durante las campañas de vacunación contra la COVID-19 diversos estudios demostraron que *el riesgo de muerte por la enfermedad superaba ampliamente al riesgo asociado a las vacunas*. Por ejemplo, un estudio de Fan, Y.-J., Chan, K.-H., y Hung, I. F.-N. (2021) estimó que el riesgo de muerte por COVID-19 era significativamente más elevado que el riesgo de efectos adversos graves por la vacunación, especialmente en grupos de mayor edad.

b) *Aumento de enfermedades después de la vacunación*: los antivacunas creen que hubo un aumento en enfermedades graves tras la vacunación, interpretado como una evidencia de los riesgos asociados.

c) *Experiencias personales negativas*: se comparten en las redes historias individuales que relatan consecuencias severas tras la vacunación, observación que se generaliza, por *inducción incompleta*, para alertar sobre los peligros de las vacunas. En este sentido, es usual, como se ha dicho, que los antivacunas se utilicen a sí mismos, a sus hijos o vecinos como sujetos experimentales, circunstancia que es susceptible de ser compartida como testimonio en defensa de la hipótesis en redes: "Mi hijo se enfermó después de la vacuna y el médico no quiso reconocer que fue la causa. ¿Cómo podemos confiar en la medicina oficial?". Este tipo de evidencia anecdótica se utiliza para cuestionar el conocimiento científico consensuado, construyendo una narrativa en la que las experiencias personales son comprendidas como más satisfactorias que la evidencia producida por la ciencia misma, reforzando la *deferencia* hacia figuras no expertas.

Además, se utiliza la *causalidad invertida*, por la que se asume que cualquier evento adverso que ocurra después de la vacunación debe haber sido causado por la vacuna. Este tipo de falacia es común y se estructura, también, como una *falacia de afirmación del consecuente*, ya que en lugar de aceptar la posibilidad de que otros factores puedan haber causado el evento adverso, los antivacunas reinterpretan estos eventos como una confirmación de sus creencias preconcebidas, produciendo *sesgo confirmatorio*[16].

La producción de razonamientos sesgados, combinada con testimonios de efectos adversos, fomentan el miedo a las vacunas, exagerando la percepción de riesgos y reforzando la narrativa de que las vacunas son peligrosas para la salud humana y que, consecuentemente, es más satisfactorio evitarlas. El miedo a los efectos secundarios de las vacunas podría interpretarse, según el MDC, como un *déficit cognitivo* que nutre el temor irracional a la vacunación. De acuerdo con ello, sin una comprensión adecuada de los procesos científicos, los individuos tienden a sobreestimar los riesgos asociados con la inmunización, lo que podría asociarse con la propagación de rumores y de desinformación (esto es, información no contrastada), que a menudo establecen una confusión entre correlación y causalidad.

3. *Críticas a los programas nacionales de vacunación y manipulación*: el rechazo a la vacunación se presenta no solo como una cuestión asociada a la defensa de la libertad individual, sino también como una oposición a lo que se percibe como un programa de vacunación forzado (en discursos libertarios, llamado también: "socialista", "colectivista", "comunista", etcétera) que es visto como una violación de los derechos humanos y parte componente de una *agenda global* (Agenda 2030, por ejemplo) de control mundial.

a) *Vacunación obligatoria como violación de derechos humanos*:

---

[16] Es preciso indicar que no toda falacia de afirmación del consecuente implica un sesgo confirmatorio. Cuando ello ocurre, esto se debe a que el enunciador tiene ya una creencia preconcebida (como que las vacunas son dañinas) y, en lugar de evaluar todas las posibles explicaciones, busca confirmación para esa creencia, descartando las alternativas.

la vacunación obligatoria es vista como una imposición autoritaria que atenta contra los derechos individuales (bajo la una interpretación de *libertad negativa*) y no como un beneficio para la salud pública.

b) *Manipulación mediática y censura*: los antivacunas denuncian la supuesta censura de voces disidentes y la manipulación de la información por parte de los medios de comunicación.

c) *Control global y Agenda 2030*: la vacunación se enmarca en un supuesto plan más amplio de control global, vinculado con la Agenda 2030 (a veces llamada "Plandemia"). Así, la OMS, los Estados nacionales, la industria farmacéutica y ciertos líderes de opinión o expertos (muy a menudo se menciona a Bill Gates[17]) son incluidos como agentes parte de una teoría conspirativa. Puede suponerse, en este caso, las siguientes falacias:

I. *Falacia de asociación indebida* (*Falsa equivalencia*): "Si Bill Gates está a favor de las vacunas y de la IA, entonces B debe estar a favor de las vacunas, ergo, B también se encuentra a favor de la IA"

> Premisa 1: A apoya X e Y.
> Premisa 2: B apoya X.
> Conclusión: Entonces, B también apoya Y.

Se deduce que asumir la posición de una persona implica necesariamente compartir todas las otras posiciones que ofrezca, lo que constituye una falacia, vista en el modo en que se presupone que adherir a recomendaciones de la OMS lleva necesariamente a compartir un plan de dominio global, del que no se ofrecen pruebas que exista.

II. *Falacia de composición*: "Suponer que todos los que opinan algo comparten todos los incisos que

---

[17] Otros actores mencionados como parte de esta trama de dominación global serían: Klaus Schwab, fundador del Foro Económico Mundial, familias como los Rothschild y los Rockefeller, George Soros, etcétera.

supuestamente conforman esa opinión"

> Premisa 1: A está de acuerdo con X.
> Premisa 2: X incluye $x^1, x^2, ..., x^n$
> Conclusión: Entonces, A está de acuerdo con todos $x^1, x^2, ..., x^n$

Complementa a la *falacia de asociación*, especificando la extensión de la definición de su alcance.

III. *Falacia de ad hominem* (con sesgo populista): se desacredita la opinión de personas o instituciones, por sus supuestos atributos.

La priorización de la libertad individual y la percepción de que la vacunación obligatoria constituyen una violación de los derechos humanos conducen a una fuerte resistencia a la inmunización que es vivenciada con orgullo por la resistencia. Estas categorías se sostienen en falacias presupuestas como creencias fijadas preconcebidas.

4. *Alternativas y rechazo a las vacunas*: en función del temor a los efectos adversos, una posible conspiración global para reducir la población o una defensa a las libertades individuales, los antivacunas proponen alternativas a la vacunación tradicional:

a) *Propuestas de alternativas a las vacunas*: se sugieren tratamientos alternativos, como el uso de anticuerpos monoclonales, en lugar de las vacunas tradicionales. En el contexto de la pandemia por COVID-19, algunos integrantes de la *derecha alternativa* recomendaban, por ejemplo, el consumo de cloroquina o de lavandina como estrategia de prevención. Sin embargo, no se constata que la vacunación haya sido obligatoria, con excepción de los casos de Austria, Alemania, Indonesia y Ecuador, con criterios de aplicación según grupos etarios.

b) *Rechazo firme y justificación personal*: las personas que rechazan la vacunación justifican su decisión en base a principios éticos personales y experiencias negativas.

c) *Resistencia a la presión social y médica*: se describe cómo las personas han resistido la presión para vacunarse, basando su rechazo en la desconfianza hacia instituciones percibidas como corruptas y en experiencias personales.

La *deferencia oblicua* hacia *autoridades contextuales* y la resistencia a la presión social promueven el rechazo a las vacunas, mientras que se proponen y adoptan tratamientos alternativos como una forma de resistencia. Así, la preferencia por fuentes de información alternativas refleja la desconfianza en las fuentes oficiales y la *asimetría cognitiva*. Los antivacunas tienden a buscar información que confirme sus preconcepciones y que sea accesible y comprensible, a diferencia de los científicos que, en función de su propia lógica de producción de conocimiento, buscan también someter a crítica y prueba los resultados que logran. Este fenómeno es una respuesta a la percepción de inaccesibilidad y elitismo en la ciencia, lo que lleva a la búsqueda de narrativas más comprensibles y emocionalmente más satisfactorias.

5. *Narrativas de control y conspiración global*: los discursos antivacunas, a menudo, se entrelazan con teorías de conspiración más amplias que sugieren que las vacunas son parte de un plan global para el control de la población, manipulación del clima y otros eventos globales:

a) *Manipulación del clima y geoingeniería*: se relata cómo la modificación del clima a través de geoingeniería es parte de un supuesto plan de las élites, que incluyen a la vacunación como estrategia de dominio.

b) *Control poblacional a través de la vacunación*: se sugiere, sin más, que las vacunas son herramientas para reducir la población mundial.

La creencia en teorías de conspiración globales, en las que las vacunas son interpretadas como herramientas de control poblacional y manipulación, refuerza la resistencia a la vacunación y alimenta la desconfianza hacia cualquier iniciativa gubernamental o médica relacionada con la salud pública. A veces estas teorías incluyen la idea de que las vacunas contienen nanotecnología diseñada para rastrear a las personas o que son parte de un plan de reducción de la población mundial. Por ejemplo: "Las vacunas de COVID-19 traen nanotecnología para rastrear a los vacunados por IA y red 5G."

Las creencias conspirativas prosperan en un entorno de alta asimetría cognitiva y desconfianza en las instituciones. Estas teorías ofrecen explicaciones simplificadas y accesibles que comulgan emocionalmente con personas que se sienten desconectadas del discurso científico en la medida en que lo consideran "oficial". La falta de legitimidad de las instituciones y la percepción de corrupción en sus acciones alimentan estas creencias, reforzando la percepción de la propia valentía y resistencia *orgullosa* a la vacunación.

6. *Narrativas de supremacía y salud*: los antivacunas se autoperciben, a menudo, como superiores a los vacunados, tanto en términos de salud como de moralidad, por haber resistido la presión para vacunarse. Por ejemplo: "Nunca me vacuné y soy mucho más saludable que todos mis amigos que sí lo hicieron":

a) *Supremacía de los no vacunados*: se posiciona a los no vacunados como más saludables y moralmente correctos, en definitiva, por haber defendido la propia autonomía frente a la vacunación obligatoria.

b) *Narrativa de resistencia y orgullo*: se describe la resistencia al control gubernamental y a las vacunas como un acto de orgullo y autonomía.

c) *Rechazo a las normas médicas*: se cuestiona a las ciencias de la salud y al conocimiento científico establecido. De este modo, las terapias alternativas son jerarquizadas en una posición moralmente superior con respecto a los tratamientos ya institucionalizados.

La narrativa de superioridad de los no vacunados y la resistencia al control gubernamental refuerzan la identidad de grupo y la justificación para rechazar la vacunación, posicionando esta decisión como un acto de resistencia moral. La desconfianza en las instituciones, el miedo a los efectos secundarios y las narrativas de conspiración global se entrelazan para establecer una *trama de legitimación alternativa* por la cual la resistencia a la vacunación es interpretada como un acto de autonomía, valentía o superioridad moral.

Las categorías y códigos obtenidos pueden ser releídos a partir de los siguientes núcleos de interpretación, más amplios:

A. *Desinformación Organizada*: en el marco de la coproducción de pruebas y argumentos en redes sociales, las comunidades de legos organizan la desinformación, esto es, el *sharing* deliberado de información no contrastada, que explotan el déficit cognitivo y la desconfianza en las autoridades, socavando la confianza pública en la vacunación.

B. *Desinformación sobre la naturaleza de las vacunas*: la desinformación sobre la naturaleza de las vacunas incluye malentendidos sobre su composición, funcionamiento y efectos. Estos constituyen un reflejo del déficit cognitivo, o bien, de la fijación de creencias preconcebidas. Así, en ausencia de información clara y precisa, las falsas creencias se arraigan, alimentando la desconfianza en las vacunas. En este caso, el cuestionamiento sobre la efectividad de las vacunas es, en el orden micro, una duda que se extiende macroestructuralmente sobre todo el proceso científico.

C. *Confusión entre correlación y causalidad*: las falacias y sesgos producidos por los antivacunas se sostienen, en gran parte, en la comisión de un error común entre correlación y causalidad, por el que las personas asumen que, si un evento adverso ocurre después de la vacunación, la vacuna debe ser la causa. Esta confusión se ve exacerbada por la baja alfabetización científica (en particular, desconocimiento de reglas lógicas básicas), por el que las personas no comprenden los principios básicos de causalidad y estadística, y por la *asimetría cognitiva* que limita su capacidad para evaluar la evidencia correctamente. La confusión entre correlación y causalidad es un reflejo de la falta de educación científica y la desconfianza en la interpretación experta. Esta confusión permite que los discursos antivacunas prosperen, ya que ofrece una explicación simplificada y emocionalmente resonante.

Trama de legitimación alternativa del prosumo antivacuna

La interpretación del discurso prosumido por la comunidad antivacunas revela una compleja red de *desinformación*, desconfianza y malentendidos científicos. En efecto, es evidente que la desconfianza hacia las autoridades epistémicas, las farmacéuticas y la ciencia en general, junto con una falta de comprensión de la naturaleza falible y finalidades de la *praxis* científica, contribuye a crear las condiciones de posibilidad para el *prosumo organizado de teorías de conspiración anticientíficas*, lo que se presenta como un desafío significativo para el diseño de estrategias de educación científica accesible, políticas de salud pública y estrategias de comunicación más efectivas, que se esfuercen en reconstruir la confianza en las instituciones científicas.

El prosumo antivacuna se estructura a partir de una lógica que desafía las jerarquías tradicionales con las que se produce, procesa, distribuye, circula, recepta y consume el conocimiento científico. Pues, en las redes sociales los legos no solo difunden teorías conspirativas o noticias falsas, sino que generan y legitiman también nuevas formas de construcción del saber social, en un *contexto no especializado de producción y comunicación*. En este sentido, uno de los aspectos más significativos del prosumo consiste en que los legos no pueden ser considerados meros receptores pasivos de información, sino que más bien se apropian de las herramientas digitales para generar argumentos que imitan las prácticas científicas. Así, al citar estudios desacreditados y recurrir a testimonios personales, estas comunidades construyen una versión alternativa de la realidad científica propugnada por el paradigma de ciencia normal, lo que supone la emergencia de formas de *deferencia oblicua* a una *autoridad contextual*, a través de la cual reconfiguran su sistema de creencias para que encaje en sus propias narrativas y experiencias. Este proceso, por lo tanto, está mediado por la *deferencia oblicua* hacia figuras alternativas que adquieren legitimidad en las redes sociales.

En rigor, frente a la *deferencia estándar* descrita por la epistemología del testimonio, que ocurre por lo general hacia expertos científicos reconocidos por el paradigma normal, la *deferencia oblicua* involucra el depósito de confianza a médicos disidentes, celebridades o personas que han sufrido supuestos efectos adversos a consecuencia de las vacunas, generando una *red de legitimación alternativa* que practica una forma de *gatekeeping 2.0*, por la que los legos encuentran el respaldo que no les ofrecen los expertos del paradigma normal. El uso de las redes sociales refuerza esta lógica al permitir una comunicación directa y sin intermediarios entre las figuras alternativas y sus seguidores.

La *deferencia oblicua*, por esto, alimenta la *desconfianza hacia la ciencia*. Los enunciados analizados revelan que los antivacunas tienden a ver a los expertos tradicionales como actores comprometidos con intereses políticos o *lobbies* económicos, lo que refuerza la legitimidad de las figuras alternativas. Este fenómeno es consistente con la H2, por la que la desconfianza en las fuentes de conocimiento establecidas lleva a los legos a buscar fuentes alternativas que confirmen sus creencias preexistentes.

En el siguiente capítulo se pretende elucidar la lógica de los razonamientos prosumidos por los antivacunas en el contexto de coproducción de pruebas y argumentos, cuya finalidad (*contingente*) es el establecimiento de una trama alternativa de legitimación que rechaza a un enemigo público certeramente identificado: la *praxis* científica.

CAPÍTULO V

La lógica del discurso antivacuna

La lectura del prosumo antivacuna, estructurada a partir de los modelos de comprensión pública de la ciencia, puede ser elucidada a partir de la formalización lógica de la *praxis* antivacunas en redes sociales. En este capítulo se considera la categorización y codificación realizada para deducir las posibles relaciones entre hipótesis y consecuencias observacionales, lo que lleva a la obtención de las falacias y los sesgos que conforman un discurso de la conspiración autoconfirmatorio e *irrefutable*.

Ejemplo 1: *Deferencia oblicua* hacia figuras alternativas (autoridades no científicas o científicos disidentes)

a) *Hipótesis*: H1: Si una figura alternativa se opone al consenso científico (A), entonces los seguidores del movimiento antivacunas confían en su testimonio (B).

b) *Formalización*: H1: A→B

c) *Consecuencia observacional*: C1: Los seguidores del movimiento antivacunas rechazan el testimonio de los expertos científicos oficiales (C). *Formalización*: C1: ¬C

d) *Razonamiento lógico*: se utiliza un patrón razonamiento de *Modus Tollens*:

    I.   *Premisa 1*: A→BA

    II. *Premisa 2*: ¬B (El testimonio científico oficial no es aceptado).

    III. *Conclusión*: ¬A (La autoridad oficial no es confiable).

    IV. *Formalización simbólica*: (A→B)∧¬B→¬A

Ejemplo 2: Producción de pruebas en redes sociales

a) *Hipótesis*: H2: Si un testimonio personal presenta evidencia de efectos adversos a las vacunas (A), entonces el movimiento antivacunas considera esta evidencia válida (B).
b) *Formalización*: H2: A→B
c) *Consecuencia observacional*: C2: Los efectos adversos presentados en testimonios personales son considerados pruebas legítimas (D).
d) *Formalización*: C2: B→D
e) *Razonamiento lógico*: se utiliza un *Modus Ponens*:
   I. *Premisa* 1: A→B
   II. *Premisa* 2: A (Hay testimonios personales de efectos adversos).
   III. *Conclusión*: B (Los seguidores antivacunas consideran esta evidencia válida).
   IV. Formalización simbólica:
   V. (A→B)∧A→B

Ejemplo 3: Desconfianza en la ciencia

a) *Hipótesis*: H3: Si una institución científica defiende la vacunación (A), entonces está controlada por intereses económicos o políticos (B).
b) *Formalización*: H3: A→B
c) *Consecuencia observacional*: C3: Los expertos científicos son vistos como parte de una conspiración (C).
d) *Formalización*: C3: B→C
e) *Razonamiento lógico*: este razonamiento también sigue un patrón de Modus Ponens:
   I. *Premisa 1*: A→B
   II. *Premisa 2*: A (Las instituciones científicas defienden la vacunación).
   III. *Conclusión*: B (Las instituciones están controladas por

intereses externos).

IV.   *Formalización simbólica*: (A→B)∧A→B

Ejemplo 4: Rechazo de la causalidad científica

a) *Hipótesis*: H4: Si las vacunas son efectivas (A), entonces las tasas de infección deberían disminuir (B).
b) Formalización: H4: A→B
c) *Consecuencia observacional*: C4: Las tasas de infección no disminuyen según los antivacunas (no B).
d) *Formalización*: C4: ¬B
e) Razonamiento lógico: este es un ejemplo de *Modus Tollens*:
    I.   *Premisa* 1: A→B
    II.   *Premisa* 2: ¬B (Las tasas de infección no disminuyen según los antivacunas).
    III.   *Conclusión*: ¬A (Las vacunas no son efectivas).
    IV.   *Formalización simbólica*: (A→B)∧¬B→¬A

Ejemplo 5: Conspiración global sobre las vacunas

a) *Hipótesis*: H6: Si las vacunas son promovidas globalmente (A), entonces es parte de una conspiración para controlar a la población (B).
b) *Formalización*: H6: A→B
c) *Consecuencia observacional*: C6: El movimiento antivacunas asume que todas las vacunas tienen fines ocultos de control (C).
d) *Formalización*: C6: B→C
e) *Razonamiento lógico*: este también sigue un patrón de *Modus Ponens*:
    I.   *Premisa 1*: A→B
    II.   *Premisa 2*: A (Las vacunas son promovidas globalmente).
    III.   *Conclusión*: B (La vacunación es parte de una conspiración).
    IV.   *Formalización simbólica*: (A→B)∧A→B

La formalización lógica de los discursos antivacunas permite comprender los patrones de razonamiento subyacentes que organizan la trama de legitimación alternativa del prosumo en redes sociales, a la vez que *organizan la desinformación por medio de la estructuración de teorías de conspiración*: tal como se observa, el uso de falacias y la producción de sesgos concluye en la articulación de un discurso lógicamente *irrefutable* y, por ello, *acientífico, fundamentalista* y *dogmático*.

La *irrefutabilidad* de los discursos antivacunas

Los discursos antivacunas en las redes sociales presentan una estructura que puede entenderse en el marco de las *teorías de la conspiración*, por las que se extrema la desconfianza activa hacia la legitimidad de los expertos y las instituciones científicas. En este sentido, según Popper (1985), las teorías conspirativas son irrefutables, ya que cualquier intento de refutarlas es absorbido y reinterpretado dentro de la narrativa conspirativa, haciendo que estas teorías se vuelvan inmunes a la crítica, pues éstas sostienen que "los fenómenos sociales se explican cuando se descubre a los hombres o entidades colectivas que se hallan interesados en el acaecimiento de dichos fenómenos (a veces se trata de un interés oculto que primero debe ser revelado), y que han trabajado y conspirado para producirlos" (Popper, 1967: 114). En efecto, el discurso antivacuna es *irrefutable* por ser éste mismo cerrado y autoafirmativo, según se ha visto a través de la formalización lógica.

Los resultados obtenidos revelan que los enunciados antivacunas cumplen con las características de una teoría *irrefutable*, tal como la describe Popper, ya que reinterpretan (por H5, *falacia de confirmación sesgada*) cualquier evidencia científica que contradiga sus creencias como parte de una conspiración mayor, lo que refuerza su percepción de estar en posesión de una verdad oculta sólo disponible para una minoría sectaria que se ha *liberado* de las motivaciones de una élite global corrupta.

La perspectiva popperiana propone el falsacionismo como un criterio apriórico de demarcación del conocimiento científico, respecto de aquel que no lo es[18]: la disposición de las teorías científicas a ser contradichas por la evidencia empírica. Sin embargo, las teorías conspirativas son irrefutables, dado que no permiten que ninguna evidencia las rechace. Cualquier hecho que desafíe la teoría es absorbido y resemantizado como parte de una conspiración mayor.

La codificación abierta realizada permitió identificar categorías y códigos emergentes relacionados con la *irrefutabilidad* de los discursos antivacunas, entre los que se han obtenido:

a) Reinterpretación de la evidencia científica.
b) Rechazo de la causalidad científica.
c) Autoafirmación de la teoría.

En el siguiente apartado se aplica la codificación selectiva para agrupar los enunciados en categorías que reflejan cómo estos discursos son cerrados y no permiten refutación. Se utilizó el criterio metacientífico refutacionista popperiano para comprender cómo cualquier contraargumento científico es reinterpretado por las comunidades antivacunas en redes sociales para ajustarse a la narrativa conspirativa.

En síntesis, se presentan a continuación diez casos ejemplares de enunciados antivacunas irrefutables, cerrados y autoafirmativos:

1. *Rechazo de la evidencia científica sobre la seguridad de las vacunas. Enunciado ejemplar (EE)*: "Las vacunas están llenas de productos tóxicos que matan".

---

[18] El uso que se hace de este criterio en este estudio es simplista e ingenuo, ya que no problematiza sobre las diferentes discusiones epistemológicas en torno a la demarcación entre ciencia, aciencia y pseudociencias. Por lo tanto, se propone una línea de trabajo para la lectura del caso que utilice los criterios propuestos en el llamado Kit de Shermer (2010).

Este enunciado rechaza explícitamente cualquier prueba científica sobre la seguridad de las vacunas (por *falacia de confirmación sesgada*), lo que no posibilita evidencia en contra que la contradiga.

2. *Creencia en una conspiración farmacéutica*. *EE*: "Las farmacéuticas solo están interesadas en hacer dinero, no les importa nuestra salud".

Este tipo de enunciado transforma cualquier argumento a favor de las vacunas en una prueba más de la conspiración, lo que refuerza la desconfianza en las instituciones científicas.

3. *Manipulación de los medios de comunicación*. *EE*: "Los medios de comunicación están pagados por las farmacéuticas, por eso no nos dicen la verdad sobre las vacunas".

Aquí, cualquier información proporcionada por los medios es automáticamente descartada como parte de la conspiración, lo que refuerza la naturaleza irrefutable de la hipótesis antivacunas. Además, la *censura* de discursos antivacunas promovida por la OMS en redes sociales es vista como una prueba más de la conspiración (lo que implica la práctica de *backfire effect*).

4. *Control global y agenda de la vacunación*. *EE*: "Las vacunas son parte de un plan para reducir la población y controlar a la humanidad."

Este tipo de enunciado, como el anterior, es irrefutable, al convertir cualquier argumento científico en una evidencia más de la conspiración. "En varias ocasiones denuncia Popper que una teoría que explica todo, no explica realmente nada, ni puede predecir nada" (Sánchez, 1998: 310). Esto hace que no sea posible la contrastación de una hipótesis que incluya a todas las unidades de análisis disponibles.

5. *Desacreditación de la causalidad científica. EE*: "Dicen que las vacunas previenen enfermedades, pero cada vez hay más personas enfermas después de vacunarse".

Este enunciado rechaza la relación causal demostrada entre la vacunación y la prevención de enfermedades. Cualquier aumento en los casos de enfermedad, aunque sea por otras razones, es reinterpretado como un fracaso de las vacunas, ignorando la evidencia científica.

6. *Redefinición de la evidencia contraria. EE*: "Cada vez que un experto dice que las vacunas son seguras, solo demuestra que está siendo pagado por las farmacéuticas".

Este tipo de discurso convierte cualquier evidencia contraria en una validación de la conspiración. La teoría se hace irrefutable porque redefine o resemantiza la evidencia como una prueba de que todos los expertos están coludidos con el poder.

7. *La inmunidad natural como la "verdadera" defensa. EE*: "No necesitamos vacunas si nuestro sistema inmunológico es fuerte, las vacunas solo debilitan el cuerpo".

Este enunciado ignora los datos que demuestran que las vacunas refuerzan el sistema inmunológico. En lugar de eso, afirma que las vacunas tienen el efecto opuesto, lo que lo convierte en una afirmación que no puede ser refutada con pruebas aceptadas por la comunidad científica.

8. *Interpretación selectiva de eventos adversos. EE*: "Todas esas muertes repentinas después de vacunarse son la verdadera evidencia de que las vacunas son peligrosas".

Algunos casos de muertes o enfermedades graves, que pueden

tener múltiples causas, son presentados como prueba de los peligros de las vacunas. En este caso, la selección de eventos aislados y su reinterpretación fuera del contexto general es una característica central de las teorías conspirativas, haciéndolas irrefutables. Se trata de un sesgo de confirmación que beneficia la fijación de las creencias preconcebidas.

9. *Rechazo de la evolución de la ciencia. EE*: "Si las vacunas fueran seguras, no seguirían desarrollando nuevas versiones o refuerzos. ¿Por qué cambiar algo si ya funciona?".

En este enunciado ejemplar se omite el hecho por el que el desarrollo tecnológico-científico es continuo, implicando que, por el contrario, la modificación de las vacunas es una señal de su ineficacia, en lugar de una mejora. La teoría se refuerza al reinterpretar los avances como señales de fallo. Además, el enunciado omite un contenido que es dificultoso comunicar, en función de ciertas expectativas sociales, lo que podría facilitar la multiplicación de hipótesis conspirativas:

a) Los medicamentos y las vacunas no ofrecen el 100% de eficacia o efectividad, por lo que la ciencia y el arte de la salud sólo se sostiene en meras probabilidades y ya no en certezas irrefutables.

b) Así, lo que un individuo aislado comprende como una mera probabilidad, constituye para la población en general un incremento en el número de personas enfermas o fallecidas, de tal que las políticas de salud no puedan sostenerse en meras especulaciones probabilísticas.

10. *Deslegitimación de la comunidad científica. EE*: "No importa cuántos científicos digan que las vacunas son seguras, están todos comprados y trabajan para el sistema".

Este enunciado, tal como sucede con el *EE4*, excluye cualquier posibilidad de refutación, ya que desacredita a todos los actores involucrados en la investigación científica, por *falacia ad hominem.*

Los discursos antivacunas resemantizan cada intento de refutación por parte de la comunidad científica o de los medios de comunicación tradicionales, absorbiendo las críticas en el marco de una teoría de conspiración mayor. Por ejemplo: los expertos que argumentan a favor de las vacunas son inmediatamente desacreditados como actores coludidos con las farmacéuticas, y cualquier evidencia en favor de la eficacia de las vacunas es descartada o resemantizada. Esto refuerza la autoafirmación de la teoría y la hace inmune a cualquier prueba contraria.

Además, ya que las teorías irrefutables no pueden ser confrontadas simplemente con evidencia, una *alfabetización científica* sólo centrada en ofrecer buenas razones (pruebas y argumentos) para creer en los beneficios de la inmunización parece ser insuficiente frente a la estructuración sistemática del *negacionismo ,* pues los defensores de estas teorías han desarrollado mecanismos discursivos sesgados para reinterpretar cualquier evidencia contraria como parte de la conspiración. Este fenómeno no solo perpetúa la *desinformación organizada* producida por estas comunidades, sino que también socava la confianza en las autoridades epistémicas.

A continuación, en síntesis, se simplifica la exposición respecto de los razonamientos más utilizados en el prosumo antivacuna:

Modus Tollens: este razonamiento le permite a los antivacunas rechazar cualquier conclusión que valide la seguridad de las vacunas, interpretando la falta de reducción en las tasas de infección como evidencia de que las vacunas no funcionan. El razonamiento sigue esta lógica:

a) *Premisa 1*: Si las vacunas son efectivas, las tasas de infección deberían disminuir.

b) *Premisa 2*: Las tasas de infección no disminuyen.

c) *Conclusión*: Por lo tanto, las vacunas no son efectivas.

Causalidad invertida: por otro lado, es posible identificar formas de *causalidad invertida* y *falacia de confirmación sesgada* en varios enunciados en los que se argumenta que los efectos adversos de las vacunas son prueba de que las vacunas son peligrosas (producen enfermedades o, incluso, la muerte), ignorando cualquier otro factor que pueda haber causado esos efectos. Por ejemplo: "Las muertes súbitas después de la vacunación son la verdadera evidencia de que las vacunas son peligrosas".

Este tipo de razonamiento incluye una falacia de confirmación sesgada, ya que los antivacunas solo admiten como evidencia válida aquellos eventos que confirman sus propias creencias. Así, ignoran o reinterpretan cualquier dato que muestre lo contrario, como el hecho por el que múltiples estudios evidencian que los efectos adversos graves son extremadamente raros.

Polarización legos versus expertos: además, la polarización entre los expertos científicos y los legos que rechazan sus conclusiones es otro elemento significativo. Esta polarización no solo se debe a la falta de educación científica entre los antivacunas, sino también a una postura activa de rechazo hacia la autoridad epistémica tradicional, pues, dado que la confianza en las instituciones científicas se ve erosionada, los legos buscan otras fuentes de autoridad que se alineen con sus propias creencias.

Uno de los ejemplos más claros de esta polarización es el rechazo a las publicaciones científicas que refutan las teorías antivacunas. Un enunciado que ejemplifica esto es: "No importa cuántos estudios digan que las vacunas son seguras, todos están financiados por las farmacéuticas".

a) Este tipo de afirmación refleja una desconfianza taxativa hacia los estudios que defienden la seguridad de las vacunas, lo que lleva a una *negación sistemática de la evidencia* que ignora, además, el hecho por el que buena parte de la investigación en salud no es financiada por farmacéuticas, a la vez que es el Estado el que supervisa los resultados antes de aprobar un medicamento o vacuna. Por esto, se establece una visión dicotómica de la *praxis* científica, por la cual los estudios que estructuran el consenso propio del paradigma de ciencia normal son vistos como parte de un sistema corrupto, mientras que cualquier voz que se oponga a este consenso es percibida como legítima.

b) El contraargumento antivacunas podría sostener, sin embargo, que los Estados nacionales se encuentran complotados (en su tarea de control) con las farmacéuticas para obtener retornos de inversión por la aprobación de las vacunas. Pero, si bien parece posible que uno o algunos de los laboratorios sea corrupto, parece menos probable que la totalidad de los Estados nacionales lo sean al mismo tiempo, lo que implicaría que gobiernos de diferente orientación política e, incluso, enemistados entre sí, acuden a la misma estrategia de dominación mundial a través de las vacunas.

Falacias lógicas: a lo largo del análisis de los discursos antivacunas es usual hallar varias falacias lógicas que sustentan estas narrativas. Una de las más comunes es la *falacia de confirmación sesgada*, por la cual los defensores del movimiento antivacunas solo consideran la evidencia que confirma sus creencias y descartan cualquier evidencia que las contradiga. Esta falacia se manifiesta cuando los estudios científicos que demuestran la seguridad y efectividad de las vacunas son rechazados por ser supuestamente todos financiados por las farmacéuticas, mientras que se aceptan como válidos los testimonios personales o los estudios que no están respaldados por la comunidad científica.

Otra falacia común es la *falacia de la pendiente resbaladiza*. En uno de los enunciados analizados, se menciona: "Si aceptamos la vacunación obligatoria, el siguiente paso será el control total de nuestros cuerpos por parte del gobierno". Esta falacia se sostiene en la suposición de que una vez que se acepta una política, inevitablemente se producirá una serie de eventos que llevará a una situación extrema e indeseable. Se trata de un tipo de razonamiento no solo falaz, sino que también refuerza la narrativa conspirativa de que las instituciones de salud y los gobiernos están conspirando para controlar a la población a través de la vacunación.

Consecuencias observacionales de los razonamientos antivacunas: un aspecto clave del análisis lógico de los discursos antivacunas es la formalización de las consecuencias observacionales derivadas de los razonamientos. Pues, al utilizar el *modus ponens* y el *modus tollens*, se observa cómo los antivacunas generan conclusiones a partir de premisas erróneas o falaces, lo que lleva a consecuencias observacionales equivocadas que refuerzan sus creencias.

Redes sociales como espacios de coproducción de conocimiento: la consecuencia de la articulación del discurso antivacunas es la retroalimentación (auto)organizada de la desconfianza autoconfirmatoria de la teoría conspirativa y la determinación de las ciencias de la salud como enemigo público coludido por el interés rentístico o de control pergeñado por determinados agentes globales (OMS, Estados nacionales, farmacéuticas, etcétera): en este marco, las redes sociales se muestran como condición para la *praxis* de una forma de prosumo que disputa el conocimiento científico, a partir de la asimetría entre legos y expertos. En el contexto del movimiento antivacunas, estas plataformas juegan un papel elemental en la coproducción de narrativas conspirativas y pruebas alternativas. Los enunciados antivacunas no solo se difunden a través de las redes sociales, sino que se construyen activamente en estos entornos, en los que los usuarios colaboran para generar argumentos y pruebas que desafían las explicaciones que consideran oficiales.

La lógica detrás de esta coproducción puede leerse en enunciados como: "Cada vez que alguien publica algo en contra de las vacunas, lo censuran, lo cual demuestra que estamos diciendo la verdad". En efecto, este tipo de afirmaciones no solo refleja una desconfianza hacia las instituciones oficiales, sino que refuerza también la *autoafirmación* de la teoría conspirativa, pues cualquier intento de censura o refutación es absorbido dentro de la narrativa como una prueba más de que las vacunas son parte de un plan (o *Plandemia*) más amplio para el control poblacional.

Esta dinámica, que supone la retroalimentación de la autoconfirmación de la teoría conspirativa a partir de la coproducción de sesgos, plantea un desafío sustantivo para la comunicación pública de la ciencia, ya que las redes sociales han transformado la forma en que el conocimiento se produce, distribuye y consume. Así, en lugar de confiar exclusivamente en los expertos científicos, los usuarios de las redes sociales participan activamente en la creación de nuevas narrativas, utilizando pruebas anecdóticas, reinterpretaciones de estudios científicos y teorías conspirativas para construir una visión alternativa de la *praxis* científica.

La lectura estructurada a partir de la H2 permite observar que la coproducción del conocimiento en las redes sociales por parte de legos ha transformado radicalmente la manera en que se consume y produce el conocimiento científico. En el caso de los antivacunas, los legos, al margen de las instituciones científicas tradicionales, generan sus propios mecanismos de validación de conocimiento con la aplicación de una forma de *gatekeeping 2.0*. La deslegitimación de la ciencia y la preferencia por autoridades alternativas basadas en la *deferencia oblicua* son dinámicas clave que refuerzan las teorías conspirativas y las hacen más difíciles de contradecir, por la radicalización negacionista de los sesgos.

Como tal, entonces, la legitimidad científica está siendo desafiada en la era digital por la construcción de una *trama alternativa* que legitima discursos anticientíficos. Si las redes sociales permiten que los legos tengan acceso a información antes reservada a los expertos, democratizando el acceso al conocimiento, también al mismo tiempo han proliferado la desinformación y las teorías conspirativas. La autoridad epistémica ya no reside exclusivamente en los científicos y en las instituciones académicas, sino que está siendo disputada por figuras alternativas que adquieren legitimidad a través de la *deferencia oblicua* y la visibilidad en las redes sociales.

Este fenómeno invita a encontrar nuevas formas de comunicar la ciencia y de reconstruir la confianza en un entorno en el que la desinformación puede difundirse más rápidamente que los hechos científicos. En este sentido, *contradecir los razonamientos antivacunas sin más no es suficiente, ya que estos tienen la capacidad de autoorganización comunitaria para absorber cualquier refutación y convertirla en parte de su narrativa conspirativa.* Por lo tanto, se presupone que la integración práctica de los contextos de descubrimiento, justificación, aplicación y comunicación científica podría eventualmente mitigar los temores irracionales en la *praxis* científica, ofreciendo un marco de actuación crítica con respecto a la posibilidad de incorporar a la comunidad de legos en la coproducción de un conocimiento científico no sesgado, falible, plural y crítico.

Segunda parte

Las políticas de prevención contra la COVID-19 y el discurso *político* antivacunas

Mariano Fontela y Fernando Proto Gutiérrez

Esta segunda parte del libro tiene como objetivo explorar la política comunicacional llevada a cabo por los gobiernos de Argentina, Chile y Brasil, en relación con las políticas de prevención primaria e inmunización aplicadas en el contexto de la pandemia por COVID-19 y las reacciones de sus respectivos entornos políticos. En este sentido, se problematiza la utilización de argumentos antivacunas como parte de la discursividad política practicada por la derecha neorreaccionaria (o *alt-right*), entendiéndose la categoría "neorreacción" en el sentido propuesto por Yuk Hui (2020):

> El "estado de excepción", término empleado para describir medidas de emergencia como los vetos migratorios, se torna completamente banal cuando Trump ejerce lo que ya no constituye una excepción, sino la forma rutinaria del poder soberano, en modos que recuerdan a las monarquías absolutistas de los siglos XVI, XVII y XVIII. El retorno a la monarquía que profesan los neorreaccionarios se orienta como un ataque contra los valores ilustrados de la democracia y la igualdad, que conciben respectivamente como degenerativos y limitantes. En una serie de entradas de blog titulada "The Dark Enlightenment" (La Ilustración oscura) –que con el tiempo se ha convertido en un clásico del pensamiento neorreaccionario– el filósofo británico Nick Land elogiaba a los lores Moldbulg y Thiel por haber proclamado con honestidad la muerte de esos dioses. En su lugar encontramos al dios de la libertad, cuyo propio dominio no está exento de sombras.
> Land cita el ensayo de Thiel de 2009 "The Education of a Libertarian" (La educación de un libertario), que incluía su célebre pronunciamiento: "Ya no creo que la libertad y la democracia sean compatibles". ¿Pero qué quiere decir que la democracia y la libertad sean incompatibles? Thiel sostiene que los libertarios han estado equivocados al pensar que

la libertad puede alcanzarse a través de la política (o sea, de la democracia), y que la única manera de realizar el proyecto libertario es a través de un capitalismo que aventaje a la política por la vía de una vasta exploración del ciberespacio, el espacio exterior y los océanos. La democracia es lo que impide la realización de la libertad, escribe Land, dando a entender que no es más que un mito de la Ilustración (Hui, 2020: 23)

La *neorreacción* de la *derecha alternativa* acompañó gran parte de las formas de rechazo a las políticas de prevención y vacunación durante la pandemia por COVID-19[19], generando una relación de mutua influencia con el discurso autoconfirmatorio e irrefutable de los antivacunas, que se convirtió, de esta manera, en un discurso público de carácter *político* apoyado, en muchos casos, por los medios de comunicación tradicionales.

En efecto, en ese contexto la resistencia a la inmunización —motivada por diverso tipo de creencias, algunas de ellas paranoicas o conspirativas— se asoció principalmente a una postura de rechazo hacia agentes percibidos como parte de una agenda global de dominio y control. En este sentido, la capacidad coercitiva de los Estados nacionales para recaudar impuestos y redistribuir la riqueza es comprendida por los libertarios como un *robo* al esfuerzo colectivo de los trabajadores y, en este marco, la justicia social —y por extensión, sus manifestaciones más inmediatas, como la salud y la educación pública— no constituyen más que aberraciones propias de un proceso de adoctrinamiento social ideado por una élite (o casta) que promueve el "socialismo", el "colectivismo", el "comunismo" o el "peronismo" (en el caso argentino), categorías resemantizadas y asociadas a una supuesta agenda conspirativa de sometimiento, en la cual la vacunación es interpretada como una de sus tecnologías clave para el disciplinamiento y la domesticación de cuerpos y subjetividades.

La teoría de conspiración, compartida en este contexto por libertarios y antivacunas, encontró por *deferencia oblicua* la autoridad

---

[19] En Argentina, también lo hicieron partidarios de otros signos políticos aliados del radicalismo, por ejemplo.

referencial y contextual de médicos disidentes, así como de dirigentes políticos como Donald Trump, Boris Johnson, Jair Bolsonaro y, en el caso argentino, de referentes políticos como Patricia Bullrich, Mauricio Macri, Elisa Carrió, Javier Milei o Victoria Villarroel, entre otros. Por este motivo, la elucidación de los argumentos antivacunas que se ha practicado en la primera parte de este libro debe comprenderse, ahora, como *la principal técnica de clarificación conceptual de una epistemología política* (Hannon & de Ridder, 2021), en cuanto disciplina en la que interaccionan, en principio, el conflicto político y las estrategias argumentativas de los contrincantes:

> La presencia de un virus ha provocado el fenómeno de socavamiento de las democracias y su asiento en la confianza pública, ha irrumpido como un animal salvaje que destroza los lazos sociales y políticos. Toda esta suma de sospecha pública sobre los gobiernos y la ciencia se ha moldeado por la recurrente influencia de las llamadas fake news alimentadas por las redes sociales y por diversos medios de comunicación que transmiten información equivocada y/o maliciosamente falsa, al punto tal que hoy en día resulta común hablar de "infodemia" (Suárez, 2021). Con esta expresión el autor refiere a la pandemia de la falsedad, el error, la ignorancia y la charlatenería con la que este peculiar virus invade masivamente a través de los diversos medios de comunicación. En este sentido, las "teorías conspirativas" encuentran su caldo de cultivo en el contexto de la infodemia, generando similares síntomas de charlatanería e ignorancia entre quienes se exponen a ellas. (Lariguet y Yuan, 2021: 7)

Al considerar con precisión la articulación conjuntiva entre los discursos conspirativos antivacunas y de la *derecha alternativa*, es posible elucidar su interdependencia en términos formales y prácticos, por el uso de las redes sociales como ámbito de coproducción de falacias, información no contrastada e irrefutable, así como de noticias falsas y *desinformación organizada*. En suma, la *derecha alternativa* produce una *trama de legitimización alternativa* que pugna contra el mismo enemigo público que los antivacunas habían ya identificado: supuestas élites globales (llamada también "casta") motivadas por un plan (*Plandemia,* diseñada en la *Agenda 2030* por la ONU y OMS) que busca el control mundial de cuerpos (a través de la vacunación compulsiva y coercitiva) y de mentes (por vía del adoctrinamiento que supone la educación pública) a través de la instauración de políticas colectivistas que coartan el ejercicio de las libertades individuales.

De este modo, puede considerarse que el discurso público de la *derecha alternativa* se *yuxtapone,* a menudo, al antivacunas, articulándose en las redes sociales a partir de la coproducción de teorías conspirativas que, en el contexto de la pandemia, han conducido a incrementar el número de muertos por COVID-19.

Caracterización de las políticas de prevención aplicadas en el período 2020-2021

En este apartado se presenta el marco general con el que la bibliografía ha caracterizado las políticas de prevención implementadas por los Estados nacionales en el contexto de la pandemia. En este sentido, Belardo *et al.* (2020) describen la respuesta a la pandemia de acuerdo con las acciones políticas llevadas a cabo, según un criterio:

a) *Negacionista*: los autores incluyen, como representativas de este grupo, las gestiones de Estados Unidos, Gran Bretaña y Brasil, cuyo objetivo consistía en lograr la inmunidad de rebaño sin detener la actividad económica[20].

b) *Gradualista*: se incluyen a países europeos como España, Francia y Alemania, y sudamericanos como Chile y Ecuador,

---

[20] En el caso de Brasil, el SUS no dio suficiente respuesta a la crisis sin medidas de aislamiento, por lo que la pandemia evidenciaría que "los sistemas de salud universales y de acceso gratuito (…) rápidamente colapsan si no son acompañados por medidas adecuadas desde los gobiernos. En síntesis, los recursos destinados a salud y la capacidad de respuesta de los sistemas sanitarios parecen ser un aspecto importante, pero no suficiente" (Belardo *et al.,* 2020: 105), lo que coincide con la perspectiva de Silva (2020).

que aplicaron medidas en forma progresiva, hasta el momento en que la tasa de letalidad diaria por COVID-19 se elevaba[21].

c) *Estricto*: se trata de los países que aceptaron inmediatamente la nueva realidad e implementaron medidas rápidas y drásticas como China, Corea del Sur, Paraguay, Argentina, Perú y El Salvador, los que interrumpieron el tránsito en las fronteras internacionales, establecieron restricciones a la circulación y/o aplicaron medidas de aislamiento social en diferentes ámbitos.

La tabla 1 explicita la deliberación teórica de la comunidad científica acerca de la rigurosidad de las políticas de prevención:

Tabla 1: bibliografía relevante sobre la deliberación teórica de la comunidad científica a propósito de las políticas de prevención (2020-2022)

Variable	*Dimensión*	*Autor*	*Contenido*
Políticas sanitarias y campo de competencia política	Deliberación sobre el grado de políticas de prevención	Bizberg (2021)	Formas: 1) Autoritarias-despóticas; 2) Populistas-negacionistas; 3) Democrática con restricciones extremas; 4) Gradualistas, basadas en la autoridad y la cultura cívica
		Belardo (2020)	
		Roth Deubel (2020)	
	Negacionismo (dimensión de "Disputa por grado de políticas de prevención")	Almeida-Filho (2021)	Estrategia política negacionista del bolsonarismo, con intención experimental de alcanzar la inmunidad de grupo
		Ayala-Colqui, (2022)	
		Bajia (2021)	
		Castro de Matos (2021)	
		Grassi Calil	

---

[21] "Este grupo de países muestra, por un lado, las consecuencias de las políticas de privatización, tercerización, la lógica de las ganancias y los ajustes presupuestarios sobre los sistemas de salud" (Belardo *et al.*, 2020: 109).

| (2021) |
| Lima Ventura (2021) |
| Macedo Duarte (2020) |

Fuente: elaboración propia (2022).

Las conceptualizaciones de Belardo *et al.* (2020) introducen en la capacidad de respuesta frente a la COVID-19 un componente socioideológico como variable que subsume la lectura de la ejecución de las políticas públicas al ejercicio del liderazgo político, en tanto indicativo de los sujetos que definen las decisiones (Nercesian *et al.*, 2021). A dicho liderazgo, con Lustig *et al.* (2020) debe yuxtaponerse la percepción temprana de la crisis, que contribuyó a mitigar los efectos de la pandemia a partir del diseño y la ejecución de medidas sanitarias que bien pueden comprenderse según los criterios establecidos por Belardo *et al.* (2020), Bizberg (2021) o Roth Deubel (2020).

En este sentido, las políticas de prevención aplicadas en Argentina fueron interpretadas por Benach (2012) a partir del abordaje teórico descrito por el modelo del *universalismo proporcional*, que determina los beneficios por medio del gradiente, es decir:

Las acciones son universales, pero con escala e intensidad proporcionales al nivel de desventaja, lo que disminuye el hiato entre los grupos, pero todos mejoran. Este abordaje fue adoptado por el gobierno argentino que decretó el confinamiento social obligatorio horizontal en el ámbito nacional (pactado con los diferentes ministerios de forma intersectorial) y con resolución adicional de transferencia de renta para pensionistas y beneficiarios de programas sociales. También, mediante articulación interinstitucional e intersectorial, adoptó medidas para el enfrentamiento de las situaciones de violencia de género, incluyendo acciones fiscales del Ministerio Público (Nogueira *et al.*, 2021: 123)

Graham (2004), por su parte, indica que las políticas públicas en situación de crisis pueden estar destinadas solo a poblaciones de riesgo, vulnerables o a la población en general. Este esquema fue parcialmente empleado en la subespecificación de las políticas de prevención aplicadas para diseñar el confinamiento (no obligatorio) y *selectivo* de adultos mayores o portadores de comorbilidades en Brasil, con el riesgo que supone la estigmatización de grupos y el deterioro de las relaciones de solidaridad como punto de apoyo de las políticas públicas (Nogueira, 2021: 120).

En Chile, por otro lado, se empleó una estrategia *universal y direccional*, que estructuró el confinamiento según un esquema de fases asociado al riesgo biológico en geografías y demografías específicas. En definitiva, este modelo fue el aplicado también por Argentina con el proceso federal de flexibilización de la primera fase de cuarentena obligatoria, generalizado menos de tres meses después del comienzo de las primeras restricciones.

Una de las objeciones antivacunas o de la *derecha alternativa* más significativas contra las políticas de prevención llevadas a cabo por los Estados nacionales se centró en la rigurosidad de las estrategias implementadas, interpretadas éstas como dispositivos de control y coerción privativos de las libertades individuales. Por este motivo, es preciso, en primer lugar, identificar el grado de rigurosidad y, en segundo lugar, correlacionar su contribución a la reducción de la tasa de hospitalizaciones y muertes.

Índice de rigurosidad

El índice de rigurosidad es una medida formulada por Hale *et al.* (2021)

del *Oxford COVID-19 Government Response Tracker*[22], basada en nueve indicadores de respuesta reescalados a un valor en el que 100 indica el grado máximo.

El Gráfico A indica la rigurosidad de las medidas aplicadas en Argentina, Brasil y Chile, en el período 2020-2022:

---

[22] El proyecto *Oxford Coronavirus Government Response Tracker* (OxCGRT) calcula un índice de rigurosidad, una medida basada en nueve indicadores: cierre de escuelas; cierre de lugares de trabajo; cancelación de eventos públicos; restricciones a las reuniones públicas; cierre de transporte público; requisitos para quedarse en casa; campañas de información pública; restricciones a los movimientos internos; y controles de viajes internacionales. El índice de un día determinado se calcula como la puntuación media de las nueve métricas, cada una de las cuales toma un valor entre 0 y 100. Si las políticas varían a nivel subnacional, el índice se muestra como el nivel de respuesta de la subregión más estricta. Dado que las políticas gubernamentales pueden diferir según el estado de vacunación, se calcula un índice de rigor para tres categorías: los que están vacunados; los que no están vacunados; y un promedio nacional que se pondera en función de la proporción de personas que están vacunadas. Es importante tener en cuenta que este índice simplemente registra el rigor de las políticas gubernamentales. No mide ni implica la idoneidad o eficacia de la respuesta de un país. Una puntuación más alta no significa necesariamente que la respuesta de un país sea "mejor" que la de otros que están más abajo en el índice (Hale, 2022; OurWorldInData, 2022)

Gráfico A: índice de rigurosidad de las medidas sanitarias aplicadas por Argentina, Brasil y Argentina frente a la pandemia por COVID-19 (2020-2022)

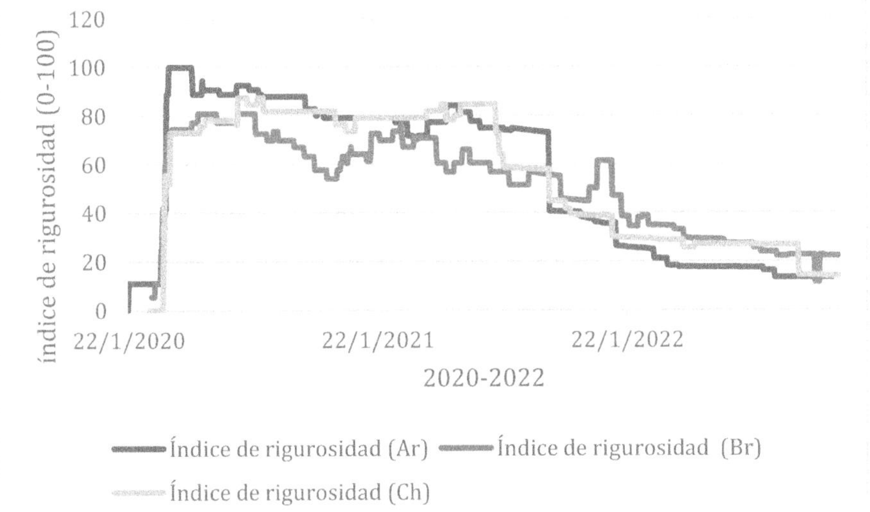

Fuente: elaboración propia, a partir de datos de OWID (2022)

La efectividad de las políticas aplicadas puede leerse, en términos relativos, a partir del número de internaciones en UTI por millón de habitantes, así como por la tasa comparada de mortalidad y exceso de mortalidad. La relevancia de esta lectura obedece a la posibilidad de comprender la capacidad de respuesta de los respectivos sistemas sanitarios, de acuerdo con la rigurosidad de las políticas.

Ocupación de UTI

2020: Argentina-Chile

Argentina, tras haber optado por políticas de prevención rigurosas (80-90), desde marzo hasta octubre de 2020 (con reducción gradual y federal de rigurosidad, según riesgo biológico y región), contribuyó a minimizar las posibilidades tangibles de saturación de las internaciones de pacientes por COVID-19 en UTI, según la premisa por la cual era preciso "el confinamiento total para evitar el colapso sanitario"

(National Geographic, 2020). Argentina demoraría siete meses (desde marzo de 2020) en alcanzar 75-99 pacientes internados en UTI por millón de habitantes[23].

Chile aplicaba políticas de prevención de rigurosidad 60-79, (en abril de 2020), con 50-99 pacientes en UTI/millón de habitantes. En efecto, desde julio hasta noviembre, debió elevar la rigurosidad de las políticas a 80-90: "La decisión de decretar la cuarentena en gran parte de la población tiene como objetivo 'evitar el riesgo de que más personas sean hospitalizadas', dijo Mañalich. En días anteriores, el ministro ha afirmado que 'no hay sistema de salud que pueda tolerar una demanda extrema'" (BBC, 2020). A su vez: "La *Sociedad Chilena de Medicina Intensiva* (Sochimi) reportó que en la región Metropolitana se estaría registrando un 94% de ocupación de las camas críticas a raíz de la crisis sanitaria por la Covid-19" (Nodal, 2020)[24]. Clunes Clunes (2020) indica que, al analizar el número creciente de casos y por la demanda cada vez mayor de los alcaldes, el gobierno central chileno optó por asumir el control sanitario de un modo que "para algunos analistas locales fue una reacción un tanto tardía al manejo de la crisis" (Clunes Clunes, 2020: 3).

En la comparativa, el rápido confinamiento *universal/horizontal* se mostró más satisfactorio en lo que respecta a demorar el aumento de internaciones en UTI, con posibilidades de *fortalecer* el sistema

---

[23] Pese a que "Hubo una carrera para asegurarse camas y respiradores (…) el cuello de botella del sistema no es ningún equipo físico o tecnológico, sino el recurso humano" (Bär, 2020). La ampliación y el fortalecimiento de los recursos físicos fue contrarrestado por el número de contagios de los trabajadores del sector, así como por las demandas propias del escenario crítico.

[24] Tavares de Andrade *et al.* (2022) indican que la COVID-19 demandó un esfuerzo adicional en el fortalecimiento del sistema sanitario, debido a "La feroz competencia por los respiradores y otros equipos y suministros se impuso en el ámbito internacional, incluidas situaciones de confiscación de pedidos de países por parte de otros" (Andrade *et al.*, 2022: 131).

sanitario[25] [26]. Por este *fortalecimiento* en la infraestructura sanitaria se observa (Tabla 2) que, si el parámetro de calidad es de 10 camas de UTI por 100.000 habitantes (con un mínimo aceptable de 6), sólo Argentina (25,8), México (24,8) Chile (12,0) y Colombia (6,8) alcanzaron el mínimo aceptable, al 31 de mayo de 2020:

Tabla 2: número de camas UTI por 100.000 habitantes y ventiladores mecánicos

País	Cantidad de camas UTI		Camas UTI por 100.000 habitantes		Ventiladores mecánicos
	Antes	31/05/2020	Antes	31/05/2020	
Perú	276	1.573	0,86	4,9	1.418
Chile	1.229	2.107	6,99	11,99	3.001
Venezuela	1.213	-	3,76	-	-
El Salvador	80	145	1,24	2,24	547
Colombia	-	3.289	-	6,82	2.817
Ecuador	259	480	1,48	2,74	663
Argentina	8.444	11.500	18,98	25,85	-
Guatemala	-	634	-	4,26	676
México	2.446	31.023	1,96	24,82	10.401
Bolivia	-	490	-	4,21	-

Fuente: saludconlupa (2020).

2021: Argentina-Chile

La flexibilización de las políticas de prevención (60-79) en Argentina en el período entre octubre de 2020 y abril de 2021 fue correlativa a un

---

[25] En Argentina, para hacer frente a la pandemia de COVID-19, el sistema de salud argentino aumentó en más del 40 por ciento la disponibilidad de unidades de terapia intensiva, lo cual implicó sumar camas, recurso humano capacitado y equipamiento para brindar atención a pacientes críticos (Argentina, 2020).

[26] La red federal de infraestructura sanitaria en Argentina continúa su *tendencia* al *fortalecimiento,* en la medida en que "El Ministerio de Obras Públicas, en articulación con el Ministerio de Salud, puso en marcha 280 obras e intervenciones en hospitales, centros de salud, hospitales modulares y espacios de aislamiento en todo el país, a través de una inversión de más de $49.948 millones para fortalecer la atención e incorporar 4.416 camas al sistema público de salud" (argentina.go.ar, 2022).

mayor número de internaciones en UTI por millón de habitantes (150-174 máximo), lo que derivó en la necesidad de elevar, por breve tiempo, la rigurosidad a 80-99 en mayo de 2021, y tras lo cual se inició un proceso gradual y progresivo de descenso de las internaciones en UTI y de rigurosidad.

Chile, por su parte, flexibilizó las políticas de prevención a 60-79, desde noviembre de 2020, con 50-74 internaciones en UTI por millón de habitantes, número que se incrementaría hasta los 75-174 en diciembre –con un nivel elevado de 149-100– desde abril hasta julio de 2021, momento en el que la rigurosidad de las restricciones aumentó a 80-99, y tras lo cual se inició, como en Argentina, un descenso de internaciones y de restricciones.

Tabla 3: pacientes en UTI por millón de habitantes y rigurosidad de las políticas de prevención en Argentina (2020-2022)

año	2020		2020-21		2021			2021-22
	Mar-jul	Ago-sep	Oct	Nov-abr	May-jul	May-jul	Ago-sep	Oct-abr
i. rigur.		80-99		60-79	80-99		60-79	20-39
p. UTI	0-24	25-49	75-99	100-124	150-174	149-100	99-50	49-0

Fuente: elaboración propia, a partir de datos de OWID (2022).

Tabla 4: pacientes en UTI por millón de habitantes y rigurosidad de las políticas de prevención en Chile (2020-2021)

año	2020								2020-21	
	Feb.	Mar.	Abr.	May-jun	Jul	Ago-nov	dic		ene-abril (continúa…)	
i. rigur.	0	40-59	60-79		80-99		60-79			
p. UTI	0-24	25-49	50-99	99-50	49-0	50-74	50-74	75-99	75-174	199-150

Fuente: elaboración propia, a partir de datos de OWID (2022).

Tabla 5: pacientes en UTI por millón de habitantes y rigurosidad de las políticas de prevención en Chile (2021-2022)

año	2021					2022	
	Abr-jul			Jul-mar			
i. rigur.	80-99	60-79	80-99	60-79	40-59	20-39	0-19
p. UTI	149-100				49-0		

Fuente: elaboración propia, a partir de datos de OWID (2022).

Las Tablas 3, 4 y 5 prueban la tipificación formulada por Belardo *et al.* (2020), en lo que respecta al carácter *gradualista* de las políticas de prevención chilena, que sólo aplicó cuarentenas estrictas cuando las tasas de letalidad e internaciones en UTI amenazaban con colapsar el sistema.

Argentina, por otro lado, instituyó confinamientos rigurosos con la finalidad de *fortalecer* el sistema sanitario y dar respuesta a las eventualidades de los escenarios críticos por COVID-19.

De esta manera, es posible señalar dos funciones operativas distintas para el máximo de rigurosidad de las políticas aplicadas:

a) En Chile, la cuarentena fue *inducida* por las unidades descentralizadas de los municipios (Clunes Clunes, 2020) y tuvo una función *paliativa*, en coincidencia con la adjetivación ofrecida por Annes (2020).
b) En Argentina, la rigurosidad fue *deducida* por el gobierno central con criterio federal, y la cuarentena tuvo función *preventiva* hasta el proceso de flexibilización que la tornó, como en Chile, *paliativa*.

2020-2021: Brasil

A diferencia de Argentina y de Chile, los datos sobre internaciones por millón de habitantes no se encuentran disponibles en OWID, por lo que el tratamiento del caso se realizó según los registros ofrecidos por el sistema DATASUS y artículos académicos (FIOCRUZ, 2022; de Souza

Noronha, 2020; Tavares de Andrade, 2022; Silveira Moreira, 2020). En este sentido, Tavares de Andrade *et al.* (2022) estimaban que

> La tasa global de disponibilidad de equipos médicos –del Sistema Único de Salud (SUS) y de Salud Suplementaria– por 10.000 habitantes en febrero de 2020 [explicitaba] que 90,4% de los municipios del país no contabilizaban camas de UTI para adultos. Sólo 421 municipios, en 25 estados y en el Distrito Federal, presentaron capacidad estructural inicial para la atención hospitalaria de pacientes con Covid-19 grave, considerado un criterio de disponibilidad mínima simultánea de camas de UTI, tomógrafos, respiradores/ventiladores, monitores de electrocardiograma (ECG), desfibriladores y bombas de infusión (Andrade *et al.*, 2022: 133).

A la insuficiencia de recursos adecuados para la atención de casos de COVID-19 graves debía añadirse su desigual distribución en términos regionales. De acuerdo con este escenario[27], el Catastro Nacional de Establecimientos de Salud (CNES) adoptó en marzo una nueva categoría de camas extendida a la atención de pacientes con síndrome respiratorio agudo severo (entre los que se incluía la COVID-19), incrementando la oferta global de camas de UTI.

El 3 de febrero de 2020, el Ministerio de Salud declaraba la *Emergencia de Salud Pública de Importancia Nacional* (ESPIN) "estableciéndose el Centro de Operaciones de Emergencia de Salud Pública para Infección Humana por el Nuevo Coronavirus (COE-nCoV) como mecanismo nacional para la gestión coordinada de la respuesta a la emergencia con funciones de planificación, organización, coordinación, articulación con los gestores estaduales, distritales y municipales del SUS" (FIOCRUZ, 2022: 2). Sin embargo, las acciones realizadas fueron descoordinadas en lo que respecta a la compra de respiradores, ampliación de camas de UTI y aplicación de políticas de

---

[27] El exministro de Salud de Brasil, Luiz Henrique Mandetta (despedido por Jair Bolsonaro por defender medidas de cuarentena), explicaba que "la respuesta errática de Brasil a la pandemia lo dejó mal equipado para competir en la lucha global por ventiladores, pruebas y equipos de protección para el personal médico" (Londoño, 2020).

prevención. Los primeros pasos:

> fueron seguidos de esfuerzos variados y mal coordinados para organizar
> mejor las acciones de Atención Primaria en los municipios. Tampoco
> hubo sincronía en la compra de respiradores, en un contexto de gran
> competencia entre países, ni para la ampliación de camas clínicas y de
> UTI, tanto en el sector público como en el privado. Para entonces, las
> desigualdades estructurales ya eran evidentes, sobre todo con el hecho
> de que más del 90% de los municipios no disponían de recursos para la
> atención de casos graves de Covid-19, especialmente en la Región Norte
> del país (FIOCRUZ, 2020: 2).

En marzo de 2020, solo los Estados de Goiás[28], Río de Janeiro[29], Santa Catarina[30], el Distrito Federal[31] y São Paulo[32], introdujeron las primeras medidas de distanciamiento, en un contexto de rápida propagación del virus y, en consecuencia, de las hospitalizaciones en UTI. Pese a la recomendación general de distanciamiento, la *negación* del gobierno federal (Almeida-Filho, 2021; Castro de Matos, 2021; Ayala-Colqui, 2022; Lima Ventura, 2021; Macedo Duarte, 2020; Bajia, 2021; Grassi Calil, 2021) contribuyó a menguar la adhesión de la población a la estrategia de aislamiento o distanciamiento:

> que fue, de forma organizada y sistemática, descalificada como medida
> fundamental para reducir la exposición y la protección colectiva. A ello
> contribuyó la ausencia de campañas gubernamentales de incentivación
> coordinadas y articuladas a todos los niveles (federal, estatal y
> municipal), y de lucha contra las llamadas *noticias falsas*. Así, ya en
> esta fase, se observaron largas colas de espera para la hospitalización en
> la UTI y una elevada incidencia de fallecimientos por falta de acceso, o
> acceso tardío, a cuidados de alta complejidad. Esto ocurrió incluso
> después de una notable ampliación del número de camas de UTI para el
> SRAS/Covid-19, incluida la apertura de varios hospitales de campaña

---

[28] Decreto 9633 del 13 de marzo de 2020.
[29] Decreto 46984 del 20 de marzo de 2020.
[30] Decreto 515 de 17 de marzo de 2020.
[31] Decreto 40509 del 11 de marzo de 2020.
[32] Decreto 64879 del 20 de marzo de 2020.

en el país (FIOCRUZ, 2022: 2).

Entre los meses de abril y mayo de 2020, el municipio de Manaus, en el Estado de Amazonas, reportó el primer colapso del sistema de salud brasilero. Desde junio a agosto, con la retracción en la aplicación de las medidas de aislamiento y distanciamiento se incrementó la positividad, número de internaciones y de muertes (mil por día), con ocupación crítica de camas de UTI y elevado número de muertes fuera de los hospitales, sin registro.

Desde septiembre hasta noviembre, las medidas de distanciamiento físico y social se implementaron en forma desarticulada entre la administración federal y los Estados y municipios. En diciembre se iniciaba una nueva "ola" de contagios, coincidente con el período vacacional de verano, que colaboró con la relajación de las restricciones a la movilidad y llevó a elevar la tasa de mortalidad a tres mil muertes por día:

> Esta fase estuvo marcada por el colapso del sistema sanitario y la aparición de crisis sanitarias localizadas, que combinaban la carencia de equipos, suministros de UTI y el agotamiento del personal sanitario. Los meses de diciembre de 2020 y enero de 2021 estuvieron marcados por tasas críticas de ocupación de camas de UTI de adultos en el SUS, principalmente en los estados de las regiones Norte y Sur. El estado de Amazonas, donde las medidas de restricción a la movilidad fueron fuertemente atacadas en el mes de diciembre de 2020, con la organización de manifestaciones opositoras, sufrió un nuevo colapso del sistema de salud, con pacientes muriendo sin acceso a la atención necesaria e, incluso estando hospitalizados, por falta de oxígeno. La crisis en Amazonas fue un anticipo de la crisis y el colapso del sistema de salud que se extendería por todo el país, detectado a principios de marzo, cuando dieciocho estados estaban en la zona de alerta crítica y siete en la zona de alerta intermedia del indicador que se refiere a la tasa de ocupación de camas de UTI SARS/Covid-19 para adultos en el SUS (FIOCRUZ, 2020: 3).

El *negacionismo* como política federal (Macedo Duarte *et al.*, 2020; Grassi Calil, 2021) rectora de la gestión política de la pandemia determinó la *trayectoria* hacia el *debilitamiento* del SUS, en tanto colaboró con la saturación crítica en la ocupación de camas de UTI, así como con el colapso general del sistema nacional de salud.

Síntesis de resultados

Tabla 6: rigurosidad y tipificación de políticas sanitarias según fases de la pandemia por COVID-19 en Argentina, Brasil y Chile (2020-2022)

Índice de rigurosidad	*80-99*	*60-79*	*40-59*	*20-39*
Tip. de política	*Estricta/preventiva*	*Gradualista/paliativa*	*Negacionista*	*Apertura*
Fase 1 (mar-sep 2020)	Argentina	Chile	Brasil	
Fase 2 (oct-dic 2020)		Argentina Chile		
Fase 3 (ene-jul 2021)		Argentina Chile		
Fase 4 (ago 2021-2022)				Argentina Brasil Chile

Fuente: elaboración propia, a partir de datos de OWID (2022).

La relación entre la rigurosidad de las medidas sanitarias y la tasa de ocupación de UTI por millón de habitantes permite elucidar los resultados para los tres tipos de políticas aplicadas:

a) Argentina: una *política preventiva* de rigurosidad 80-99 contribuyó a fortalecer el sistema sanitario y minimizar la ocupación en 25-49 internaciones en UTI por millón de habitantes.

b) Brasil: una *política negacionista* de rigurosidad 40-59 derivó en el colapso inmediato del sistema sanitario, con ocurrencia de muertes fuera de UTI.

c) Chile: una *política gradualista* de rigurosidad 60-79 saturó rápidamente el sistema sanitario, con 75-150 internaciones en UTI por millón de habitantes. Esta situación condujo a aplicar políticas de prevención 80-99 con función *paliativa* a Chile (en julio de 2020 y en abril-julio de 2021) y Argentina (en mayo de 2021).

El impacto de las medidas es susceptible de ser interpretado, también, al evaluar el número de muertes diarias confirmadas por COVID-19 por millón de habitantes, desde el inicio de la pandemia, hasta el 31 de diciembre de 2020 (Gráfico B):

Gráfico B: distribución de las muertes diarias confirmadas por COVID-19, ene-dic 2020

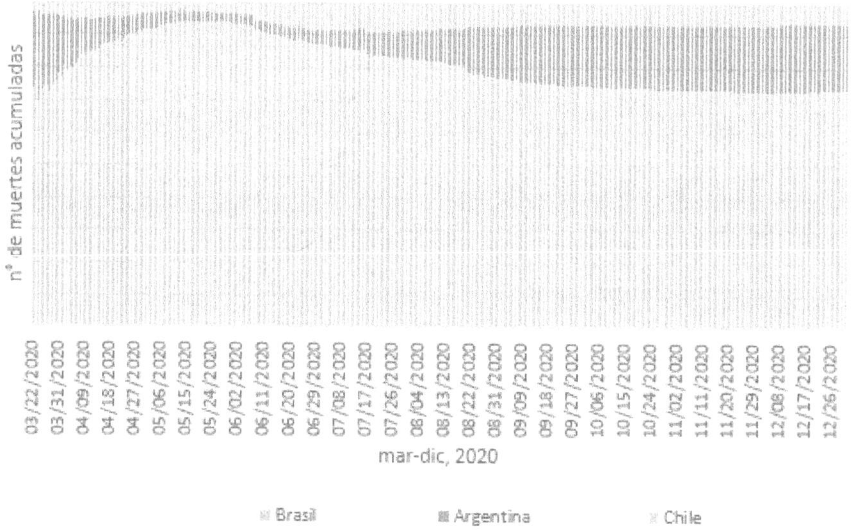

Fuente: elaboración propia, a partir de datos de OWID (2022).

La lectura del Gráfico B permite advertir la relevancia implícita que tuvo la aplicación temprana de las medidas sanitarias (80-99) para reducir la tasa de contagios del SARS-CoV2, pues el aumento en Argentina del número diario de muertes coincide con las aperturas regionales producidas desde el mes de abril de 2020 (modificación del régimen de ASPO a DISPO). Al 31 de agosto de 2020, la CEPAL (2020) segmentaba las respuestas gubernamentales a la COVID-19, a partir de la conformación de tres grupos de países:

a) Costa Rica, El Salvador, Guatemala, Honduras, Paraguay y Uruguay, con cantidades menores de casos por 100 mil habitantes y muertes por millón de habitantes.

b) Argentina, el Estado Plurinacional de Bolivia, Colombia y República Dominicana, con valores intermedios en casos acumulados por 100.000 habitantes y muertes por millón de habitantes.

c) Chile, Perú, Ecuador, Brasil y Panamá, con una configuración que sugiere elevados casos por 100.000 habitantes y muertes por millón de habitantes.

Si se considera la fecha de la CEPAL (2020) para la agrupación explicitada, al 31 de agosto de 2020 las tasas de mortalidad por millón de habitantes (de menor a mayor) indicaban las siguientes relaciones:

Tabla 7: número de muertes por millón de habitantes por COVID-19 en Argentina, Brasil y Chile (31 de agosto de 2020)

Ene-Ago 2020		*Argentina*	*Brasil*	*Chile*
Población estimada		45.376.763	211.756.000	19.107.000.
Cantidad fallecidos	*de*	8.660	122.768	11.289
Tasa mortalidad	*de*	191	580	591

Fuente: elaboración propia, a partir de datos de OWID (2022).

En efecto, la rigurosidad (80-99) de las políticas de prevención en Argentina contribuyó a exhibir la menor tasa comparada de mortalidad específica por COVID-19. Sin embargo, el régimen de DISPO (una estrategia *universal* y *direccional*) establecido a partir de abril –por efecto de la presión del entorno político-económico y mediático– consistente en una política gradualista de 60-79 incidió en el aumento de la tasa: "La Argentina ha mostrado un aumento importante en el número de muertes diarias, durante los últimos meses, que la ha posicionado como el segundo país con mayor tasa de mortalidad por COVID-19 de América. Hasta el mes de mayo la mortalidad diaria por COVID-19 no superaba los 20 fallecimientos en Argentina, mientras que, a principios de septiembre, este número ya superaba las 200 muertes" (Leveau, 2021). Así, al evaluar la tasa de mortalidad por millón de habitantes, en diciembre de 2020 se obtenían las siguientes relaciones:

Tabla 8: número de muertes por millón de habitantes por COVID-19 en Argentina, Brasil y Chile (31 de diciembre de 2020)

Ene-Dic 2020	Argentina	Brasil	Chile
Población estimada	45.376.763	211.756.000	19.107.000.
Número de fallecidos	43.245	195.541	16.608
Tasa de mortalidad	953	923	869

Fuente: elaboración propia, a partir de datos de OWID (2022).

De esta manera, al aplicar políticas de prevención con un grado de rigurosidad de 80-99, Argentina:

> Ha logrado atravesar el aumento de casos sin provocar un colapso de su sistema sanitario, incluso en medio del invierno, algo que muchos expertos atribuyen a la cuarentena que logró "aplanar la curva" de contagios. Este aplanamiento les dio tiempo a las autoridades sanitarias a prepararse y también permitió el desarrollo de técnicas efectivas para tratar a los pacientes, que ha reducido la tasa de letalidad. La respuesta efectiva del sistema de salud logró que más del 80% de quienes se enfermaron de coronavirus ya se haya recuperado y que cerca del 2% de infectados haya fallecido (Smink, 2020).

En tanto, la apertura colaboró con el aumento de internaciones en UTI por millón de habitantes, así como con la tasa de mortalidad, equiparándola con la situación epidemiológica de Brasil y de Chile.

Actitudes y reacciones del sistema político

La correlación entre las políticas de prevención implementadas y su efectividad en la reducción de las infecciones y muertes por COVID-19 es explícita, según los datos analizados. Sin embargo, la capacidad de respuesta y las políticas públicas aplicadas en Argentina, Brasil y Chile para enfrentar la pandemia por COVID-19 evidenciaron que las trayectorias de los sistemas nacionales de salud *no fueron independientes del campo de competencia política.*

La síntesis del conjunto de reclamaciones en torno al liderazgo y a las políticas sanitarias aplicadas en el año 2020 permite definir los posicionamientos políticos consistentes con:

a) *Fortalecer* la trayectoria del sistema de salud para, de esta manera, *enfrentar* las desigualdades sociales y atender *equitativamente* a la demanda crítica por parte de los usuarios durante la pandemia.
b) *Debilitar* la trayectoria del sistema de salud, al intensificar las desigualdades sociales, en atención a reclamaciones ideológicas privatistas del acceso a la atención.

Las reclamaciones a las políticas de fortalecimiento o debilitamiento obedecieron a especulaciones electorales y de agentes de mercado, demandas de movimientos y organizaciones sociales (con y sin representación política), así como de corporaciones profesionales, académicas y científicas, etcétera.

Tabla 9: reclamaciones de la oposición política de Argentina, Brasil y Chile en el año 2020 frente a las políticas sanitarias implementadas por el gobierno central

Entorno político	*Argentina*	*Brasil*	*Chile*
Política sanitaria	Preventiva	Negacionista	Gradualista
Tendencia de política sanitaria del gobierno central	Fortalecimiento	Debilitamiento	Debilitamiento
Reclamaciones de la oposición política	Reducción de rigurosidad de las restricciones sanitarias y apertura de actividades económicas	Coordinación federal de la política sanitaria y fundamentación de decisiones políticas en evidencia producida por la comunidad científica	Medidas de protección sanitarias y sociales frente a las desigualdades socioeconómicas generadas por el sistema política y por la pandemia
Principales agentes/actores de la reclamación	Partidos políticos: *Juntos por el Cambio La Libertad Avanza*	Partidos políticos: *Partido de los Trabajadores*	Movimientos sociales/alcaldes
Medio de reclamación	Producción de desinformación (*noticias falsas*) y protestas sociales en espacios públicos	Establecimiento descentralizado/descoordinado de cuarentenas en Estados/municipios	Protesta en espacios públicos
Intencionalidad de la desinformación	Oposición política: desestabilización-antisistema y polarización híperpartidista	Gobierno federal: Desestabilización-antisistema y polarización híperpartidista	No se identifican.

Fuente: elaboración propia (2022).

La Tabla 10 sintetiza el orden de la disputa política teorizado por la bibliografía, a partir de tres ejes: grado de rigurosidad de políticas de prevención, conflicto social y polarización política:

Tabla 10: bibliografía relevante sobre la disputa política en torno a la gestión de la pandemia (2020-2022)

Variable	Dimensión	Autor	Contenido
Políticas sanitarias y campo de competencia política	Disputa por grado de rigurosidad de políticas de prevención	Aminahuel (2020)	Centralismo/federalismo - Autonomía/transferencia de recursos
		Livert et al. (2022)	
		Pinto, Martins, Olivera (2020)	
	Disputa por (des)movilización social	Castiglioni (2020)	Medidas sanitarias como estrategia de (des)movilización de la protesta
		Heiss Bendersky (2020)	
		Ojeda Pereira et al. (2020)	
	Disputa por polarización política	Slimovich (2021)	Polarización/judicialización de la política sanitaria
		Suarez-Ruiz (2021)	
		Carneiro Carvalho (2020)	
		Gonzalez et al. (2021)	

Fuente: elaboración propia (2022).

Argentina: consenso-disenso sobre políticas de prevención

En el período 2015-2019 el sistema de salud argentino revirtió su *trayectoria* al fortalecimiento a partir de la institución de una hegemonía política (*Juntos por el Cambio*) que restringió la *porosidad equitativa*[33] resistente a las desigualdades, como consecuencia de la reducción del presupuesto asignado al área, la discontinuación de programas y políticas sanitarias, la degradación del rango del Ministerio de Salud,

---

[33] Un sistema sanitario orientado por políticas que fortalecen la *porosidad equitativa* atiende a las demandas sociales intentando garantizar un acceso igualitario a los servicios de salud.

etcétera (Fontela, 2022). Con la derrota de la coalición, el *Frente de Todos* asumía el 10 de diciembre de 2019 en el contexto de una histórica crisis de deuda y elevada inflación y, ese mismo día, por Decreto 7/2019, el nuevo gobierno adecuaba la organización ministerial del Poder Ejecutivo y jerarquizaba la sanidad nacional, restableciendo el rango del Ministerio de Salud. Tres meses más tarde, se detectaban los primeros contagios por COVID-19.

La rigurosidad (80-99) y la rapidez (aplicadas con solo tres muertes por COVID-19) de las medidas de prevención en Argentina, que se extendería en las zonas metropolitanas de Buenos Aires y Capital Federal hasta octubre de 2020, fue sostenida por el partido oficialista, en conformidad con la premisa defendida por el presidente Alberto Fernández, según la cual: "Una economía que cae siempre se levanta, pero una vida que termina no la levantamos más" (Smink, 2020). Las medidas recibieron, en un principio, el apoyo y el consenso de la oposición política: el 19 de marzo de 2020, el jefe de la bancada de *Juntos por el Cambio* en la Cámara Baja del Congreso de la Nación, Mario Negri, afirmaba: "presidente Alberto Fernández: usted es el comandante en la batalla, somos uno solo en esta pandemia" (INFOBAE, 2020).

La *porosidad equitativa* del sistema se evidenció por el elevado grado de adaptabilidad a la demanda de protección frente a la COVID-19, por medio de una trayectoria incremental de cambios ajustados a las demandas heterogéneas que suponía la pandemia. Sin embargo, la disyuntiva *salud versus economía* (una *falacia de falso dilema*) constituyó el eje a partir del cual la oposición planteó el disenso sobre las políticas de prevención, determinando el carácter *desfavorable* del *entorno político* hacia las medidas sanitarias aplicadas:

> Cuando asumió la presidencia en diciembre de 2019, Fernández recibió un país en crisis, que ya llevaba dos años de recesión y una década de déficit fiscal (es decir, de gastar más de lo que se recaudaba). También heredó una deuda pública récord, que el propio Fondo Monetario Internacional (FMI) declaró "insostenible", y que ha hecho que Argentina entre en default (cese de pagos) y no pueda acceder al

mercado de capitales para obtener financiamiento extranjero (Smink, 2020).

La imposibilidad de recurrir al financiamiento internacional por el sobreendeudamiento del gobierno anterior y las políticas de prevención rigurosas por la pandemia no impidieron que el Estado implementara medidas de protección social destinadas a hacerse cargo, por ejemplo, del 50% de los salarios de las empresas privadas que no pudieran facturar debido al confinamiento. Pese a ello, el exministro de Economía, Alfonso Prat Gay (*Juntos por el Cambio*), argumentaba que "Hay países que se pueden dar el lujo de encerrar a la población porque tienen los recursos y otros no, como Argentina que el día de ayer alcanzamos (*sic*) el 56,3% de pobreza de chicos menores a 14 años. Claramente estas son las consecuencias de un gobierno autoritario, empoderado y sin visión a políticas concretas" (Prat Gay, 2020).

Las reclamaciones de flexibilización de las políticas de prevención realizadas por la oposición de *Juntos por el Cambio* y de *La Libertad Avanza* debilitaron la adhesión a las medidas sanitarias diseñadas y ejecutadas por el gobierno central, en coordinación con las provincias:

a) En una carta titulada *La democracia está en peligro,* firmada por intelectuales, artistas y científicos militantes de *Juntos por el Cambio*, se afirmaba que Argentina vivía en una "infectadura": "La democracia está en peligro. Posiblemente como no lo estuvo desde 1983. El equilibrio entre los poderes ha sido desmantelado. El Congreso funciona discontinuado y la Justicia ha decidido una insólita extensión de la feria, autoexcluyéndose de la coyuntura que vive el país". El texto hace "una convocatoria amplia a la sociedad civil a contener los desbordes autoritarios del Gobierno y estar atentos para frenar los avances arbitrarios del poder gubernamental" (Mercado, 2020). Como en muchas otras manifestaciones similares, los autores de la carta nunca brindaron mínimos detalles acerca de cuáles habrían sido tales avances y desbordes, o si en ellos incluían las medidas sanitarias que acompañaron y replicaron en sus jurisdicciones los funcionarios de *Juntos por el Cambio* que ocupaban cargos ejecutivos de gobierno.

b) La líder de la *Coalición Cívica* calificaba al presidente Alberto Fernández y a la vicepresidente Cristina Fernández de Kirchner de "fascistas" (Pertot, 2020), que "Estarían incurriendo en el delito de infames traidores a la patria" por estar "instalando un estado de sitio de hecho" (Carrió, 2020). En esta línea, los firmantes de la carta en la que proponían la categoría de "infectadura" para definir las políticas de prevención, acusaban en agosto al gobierno de fomentar un "terrorismo sanitario", ya que "del discurso ultra cientificista de los primeros meses se pasó sin escala, pero con igual afán, a propagar relatos con incompleta y sesgada contrastación empírica o científica y hasta con datos erróneos destinados a mantener la reclusión y el sometimiento de gran parte de la población" (Perfil, 2020). Igual que en el caso anterior, la exdiputada no especificaba cuáles serían concretamente tales datos.

c) Otros dirigentes opositores afirmaban que el gobierno nacional buscaba imponer un clima de miedo que facilitara la imposición de medidas autoritarias. Por ejemplo, en la sesión del 30 de julio de 2020 el senador nacional Luis Petcoff Naidenoff afirmó que "la pandemia es un negocio político para el gobierno. (…) El negocio político de la pandemia viene, justamente, de haber impuesto la cultura del miedo en la Argentina con una visión sanitarista y tapando la realidad" (Senado de la Nación, 2020). Tampoco en este caso el senador radical brindaba detalles sobre cómo se imponía tal cultura, ni cuáles eran sus eventuales beneficios para el gobierno.

Las políticas de prevención fueron objeto de sucesivas protestas (20 de junio, 9 de julio, 1, 17 y 26 de agosto, 13 y 19 de septiembre) convocadas por la oposición, en las que se llamaba a desobedecer las políticas de prevención. El 12 de octubre de 2020, la oposición convocó a una protesta frente al domicilio de la vicepresidenta Cristina Fernández de Kirchner, a través de medios de comunicación afines (TN, La Nación, América TV), en rechazo a las medidas: "Miles de personas volvieron a manifestarse este lunes (12.10.2020) en varias ciudades de Argentina en oposición al gobierno de Alberto Fernández, bajo la consigna 'por la justicia y la libertad'" (DW, 2020). En este contexto, el expresidente Mauricio Macri declaraba que "el Gobierno ha intentado en la pandemia avanzar sobre las libertades" (INFOBAE, 2020).

A diferencia de lo ocurrido en Brasil y Chile, donde gobernaban presidentes de derecha, en Argentina las medidas sanitarias para *fortalecer* el sistema sanitario y garantizar la atención *equitativa* de pacientes, pese a estar fundamentadas en las recomendaciones hechas por la comunidad científica y los organismos sanitarios internacionales, y a pesar de coincidir con las políticas de salud de la mayoría de los Estados del mundo entero, fueron calificadas por la oposición como autoritarias, fascistas, terroristas, liberticidas, etcétera.

Tabla 11: calificaciones de la oposición política a la política sanitaria argentina:

Dirigente político	*Cargo ocupado*	*Filiación política*	*Calificación de la política sanitaria*
Prat Gay, A.	Exministro de Economía	Unión Cívica Radical	Autoritaria
Carrió, E.	Exdiputada Nacional	Coalición Cívica	Autoritaria, Estado de sitio, fascista
Pitta, S., et al.	Investigadora del CONICET	Juntos por el Cambio	Infectadura, terrorismo sanitario
Milei, J.	Diputado Nacional	La Libertad Avanza	Delito de lesa humanidad, cavernícola, liberticida, genocida

Fuente: elaboración propia, a partir de diversas fuentes (2022).

Se advierte que, en el contexto de la pandemia, el discurso "anticuarentena" encontró apoyo –ya no por *deferencia oblicua,* sino por *deferencia estándar*– en referentes intelectuales, científicos, políticos y mediáticos de la *derecha alternativa* argentina que, bajo el argumento de defender las "libertades individuales", ponían en cuestión estrategias de prevención primaria de la salud pública.

Para coronar semejante trayectoria, la oposición no dudó en endilgarle a los funcionarios del gobierno nacional los fallecimientos por COVID-19, como lo demuestran los dos discursos de Javier Milei citados al inicio de este libro.

Comunicación y transparencia en la publicación de datos disponibles

Las actitudes y reacciones del sistema político argentino a las políticas de prevención implementadas en el año 2020 pueden ser comprendidas según estrategias de comunicación en redes sociales asociadas a la propagación de *noticias falsas*, desinformación, teorías conspirativas o contenidos pseudocientíficos, con consecuencias directas en la calidad del debate público y en las prácticas de (auto)cuidado de la salud comunitaria. Turullo *et al.* (2020) argumentan que la pandemia generó incertidumbre y polarización afectiva, como condición para la construcción de sesgos de confirmación y comunidades afines:

> Desde el punto de vista político-gubernamental, las medidas sanitarias de prevención adoptadas por los gobiernos en la mayoría de los países del mundo dieron lugar a opiniones a favor y en contra, lo que ocasionó un recrudecimiento de la polarización social, que en el caso de Argentina se caracterizó, en líneas generales, por la contraposición entre los grupos favorables a una extensión de la cuarentena (mayormente ligados al gobierno nacional) y los que consideraban que el confinamiento debía cesar debido a las dificultades económicas que ocasionaba (grupos opositores al gobierno nacional) (Turullo *et al.*, 2022: 59).

La construcción de la falacia *salud versus economía* fue subsumida a una oposición político-partidaria y derivó en la difusión de contenidos no contrastados (o desinformación organizada) y teorías de la conspiración, que apelaban a emociones primarias como el miedo, la alegría o el odio, con la intención de desestabilizar u obtener réditos político-electorales. Al evaluar las "intenciones de la desinformación", Turullo *et al.* (2020) consideran que esta puede dimensionarse como:

a) Reputacional o informativa: la información no genera un perjuicio tangible y el material es publicado por un medio de comunicación con el fin de lograr *llegada*.

b) Polarizadora o hiperpartidista: la desinformación perjudica a gobiernos, partidos o actores públicos.

c) Desestabilizadora o antisistema: se cuestiona el régimen democrático en sí o a la estructura sanitaria.

Al examinar la intencionalidad de la desinformación, desde 2020 hasta el 30 de junio de 2021, Turullo *et al.* (2020) constatan el predominio de contenidos con intencionalidad desestabilizadora (51%), sobre aquellos de voluntad polarizadora (25%) o de aspiración reputacional (23,4%):

> El análisis evolutivo de las intenciones desinformativas (…) permite observar que dicha preponderancia se mantuvo estable durante los dieciocho meses analizados, con solo cuatro excepciones. La voluntad hiperpartidista-polarizadora fue mayoritaria en marzo y mayo de 2020, durante el inicio de la pandemia y el desconcierto que la misma trajo consigo, mediante la difusión de comparaciones engañosas entre la situación de Argentina con la de otros países, como España y Chile" (Turullo *et al.*, 2020:63).

En mayo y junio de 2020, además, se detectan contenidos negacionistas coincidentes con protestas en reclamo por el cese de las restricciones, entre las que se subraya una "quema de barbijos frente al obelisco (Cronista, 2020).[34]

---

[34] Conviene aclarar que hubo durante la pandemia dos tipos de protestas públicas contra las políticas sanitarias: las convocadas por dirigentes de la oposición y las "autoconvocadas" desde las redes sociales.

En definitiva, pese al inicial *entorno favorable* sobre las políticas sanitarias de prevención, desde mayo de 2020 la oposición política en Argentina construyó un discurso anticuarentena con intencionalidad predominantemente desestabilizadora y antisistema, así como polarizadora e hiperpartidista: el uso de *noticias falsas* o teorías conspirativas se sostuvo, además, en la antinomia *salud versus economía* como condición para determinar los posicionamientos políticos y los sistemas de adhesión partidaria. La subordinación del sistema de salud al campo de competencia política *debilitó* la capacidad de respuesta del gobierno central, al inhabilitar políticas de prevención (con independencia de su grado de rigurosidad) como opción factible para reducir la exposición al virus, así como el número de infectados y muertes.

En este escenario de pandemia e *infodemia*[35], el gobierno argentino se vio ante la obligación de establecer una estrategia comunicacional de riesgo de carácter federal. Rodríguez *et al.* (2020) indican que la configuración inicial de esa estrategia tuvo coordinación vertical entre los diferentes niveles del Estado (nacional, provincial y local) en articulación con otras unidades descentralizadas, como las universidades. Así también, se implementó

> una estrategia federal de transparencia, seguridad de datos y control de las fuentes de comunicación pública, basada en la confluencia y convergencia de dispositivos desarrollados por el sistema de medios públicos –como la plataforma Confiar del organismo público Télam– y el convenio con municipios y provincias para la construcción y difusión de información pública, como anuncios oficiales y conferencias de prensa de la Presidencia (Rodríguez *et al.*, 2020: 194).

---

[35] Según la OMS, la pandemia por COVID-19 ha sido acompañada por "una infodemia masiva, es decir, de una cantidad excesiva de información –en algunos casos correcta, en otros no– que dificulta que las personas encuentren fuentes confiables y orientación fidedigna cuando las necesitan. El término infodemia se refiere a un gran aumento del volumen de información relacionada con un tema particular, que puede volverse exponencial en un período corto debido a un incidente concreto como la pandemia actual. En esta situación aparecen en escena la desinformación y los rumores, junto con la manipulación de la información con intenciones dudosas" (OPS, 2020: 2).

El principal objetivo de la estrategia federal de comunicación consistió, de esta manera, en promover prácticas de autocuidado, subrayándose, además, la notificación diaria referida a la situación epidemiológica, a través de:

a) Resolución 680/2020 del Ministerio de Salud, que incorporó la notificación de casos de COVID-19 al Sistema Nacional de Vigilancia de la Salud (SNVS).
b) Conferencias de prensa, con participación de gobernadores (oficialistas y opositores) junto al presidente y equipos técnicos del Ministerio de Salud.
c) Entrevistas en medios de comunicación masivos, en radio y televisión.

Según Rodríguez *et al.* (2020), desde el 11 de marzo al 28 de diciembre de 2020 hubo "73 acciones de comunicación, entre las cuales encontramos 11 ruedas de prensa y 62 entrevistas con medios. Estas acciones representan una presentación pública del presidente cada 4 días en promedio" (Rodríguez *et al.,* 2020: 187)[36]. La estrategia comunicacional del gobierno apeló, por tanto, a utilizar herramientas tradicionales propias del modelo deficitario, en articulación federal con los diferentes niveles del Estado y la prioridad de contrarrestar los efectos de la *infodemia* por medio de información contrastada o recomendada por la comunidad científica.

Brasil: rechazo federal a las políticas de prevención

En Brasil, el rechazo a las políticas de prevención no fue promovido por la oposición política, pues, a diferencia de lo ocurrido en Argentina, la administración federal del presidente Jair Bolsonaro fue la que convocó

---

[36] El análisis de los modelos de comunicación en el discurso de Alberto Fernández fue realizado por Pedemonte (2021).

a ignorar las medidas emitidas por alcaldes y gobernadores, que ordenaban o recomendaban el confinamiento. El presidente brasileño calificó a la pandemia como "fantasía", "histeria", "neurosis" o "gripecita de nada" (BBC, 2020), en tanto criticaba la implementación de cuarentenas por sus posibles efectos negativos en la actividad económica. En mayo de 2020, el *New York Times* describía que:

> La confusión nacional ha ayudado a impulsar la propagación de la enfermedad y contribuyó a convertir a Brasil en un epicentro emergente de la pandemia, con una tasa de letalidad diaria tan solo superada por la de Estados Unidos. Expertos en salud pública afirman que el enfoque desordenado ha saturado más las unidades de terapia intensiva y las morgues y contribuyó a los fallecimientos de grandes cantidades de profesionales de la salud (Londoño, 2020).

Si en Argentina o Chile la respuesta gubernamental se sostuvo en las evidencias y recomendaciones producidas por la comunidad científica, en Brasil la administración federal sistematizó argumentos anticientíficos a partir de la recomendación de medidas preventivas no contrastadas: por ejemplo, el empleo de *hidroxicloroquina*.

El uso o desuso de mascarillas o de medidas de distanciamiento físico y social fueron comprendidas como prácticas asociadas a la defensa o el rechazo a la respuesta oficialista contra la pandemia, en sucesivas manifestaciones en las que participaban simpatizantes:

a) Bolsonaristas: autoidentificados como parte de una *nueva alianza anticomunista,* por la que reclamaban una intervención militar, con Bolsonaro en el poder.

b) Movimientos sociales y militantes del *Partido de los Trabajadores,* liderado por Luiz Inácio Lula da Silva, autoidentificados como antifascistas y antirracistas, que se manifestaban en contra de "la 'política genocida' del mandatario durante la emergencia sanitaria y su retórica 'autoritaria'" (DW, 2020).

En este contexto, la revista médica británica *The Lancet* afirmaba, en mayo de 2020, que la mayor amenaza para la respuesta contra la COVID-19 la constituía Jair Bolsonaro mismo: "En entrevista con SciDev.Net, Horton se mostró preocupado al afirmar que la agitación en la política crea inestabilidad en la gestión de COVID-19. 'Sin un enfoque unificado, las consecuencias de esta crisis tendrán un costo extendido, no solo en la economía, sino también en la vida humana'" (Ortiz, 2020).

La política *negacionista* del gobierno federal en Brasil *debilitó*, por tanto, la capacidad de respuesta en orden a generar estrategias que contribuyeran a asistir *equitativamente* a los usuarios del SUS. Esta situación se evidencia con los datos de hospitalizaciones disponibles, a partir de los cuales se infiere que: "Los mestizos son mayoría en la variable 'raza/color', pero llama la atención el alto porcentaje de hospitalizaciones con datos de 'raza/color' sin especificar (28,9%). Entre los casos con información completa en la variable, hay una mayor ocurrencia de muertes entre negros (31,9%), seguidos por indígenas (28,9%) y mestizos (26,1%)" (Lourenc *et al.*, 2020: 26)[37].

---

[37] Los resultados coinciden con la teorización de Bajia (2021) sobre el darwinismo social de la política bolsonarista y con el marco explicativo de Lima Ventura (2021: 427), para quien "La estrategia institucional de propagación de la Covid-19 implementada por el gobierno federal brasileño es una expresión radical del neoliberalismo en el campo de la salud, definida como neoliberalismo epidemiológico. Esta promoción de la inmunización masiva por contagio, considerada científicamente equivocada y éticamente inaceptable, se opone de manera frontal a las recomendaciones de la Organización Mundial de la Salud (OMS). La renuncia al liderazgo pretérito de Brasil en temas de salud global y de cooperación regional en salud se explica también por el carácter ideológico de su nueva política exterior y a la militarización del Ministerio de la Salud".

Comunicación y transparencia en la publicación de datos disponibles

En Brasil, el *negacionismo* anticientificista como política sanitaria intensificó las desigualdades sociales en el acceso al sistema de atención, incorporándose a ello un componente raciológico que contribuyó a incrementar la exposición al riesgo en las poblaciones más vulnerables. El medio más relevante para la propagación del negacionismo lo constituyeron las redes sociales, a partir de las cuales el bolsonarismo estableció campañas de desinformación asociadas con la polarización hiperpartidista. En este caso, do Nascimento de Barcelos *et al.* (2021), por medio de un relevamiento de *noticias falsas* registradas hasta el 30 de junio de 2020 en el sitio web G1 (de *Blovo*) y del Ministério da Saúde, identificaron 329 *noticias falsas* difundidas a través de Facebook y WhatsApp: "Las *fake news* difundidas durante los 6 primeros meses de la pandemia de COVID-19 en Brasil se caracterizaron por contenidos de posicionamiento político y desinformación sobre el número de casos y muertes y las medidas de prevención y tratamiento" (do Nascimento de Barcelos *et al.*, 2021: 1).

El *negacionismo* del gobierno federal en Brasil se sostuvo a partir de la propagación de discursos anticientíficos, teorías conspirativas o información no contrastada, con intencionalidad no tan solo de polarización, sino también de desestabilización-antisistema, por ejemplo: "'Ya no es una opinión sobre si sucederá, sino cuándo ocurrirá esto', dijo recientemente el hijo del presidente, Eduardo Bolsonaro, a un destacado blogger brasileño, advirtiendo sobre lo que llamó una 'ruptura' inminente en el sistema democrático de Brasil" (Romero *et al.*, 2020).

El rechazo bolsonarista a las políticas de prevención fue apoyado, también, por las Fuerzas Armadas brasileñas, las que afirmaban temer que "la cuarentena decretada por varios estados provinciales para enfrentar el coronavirus conduzca a una crisis económica aguda y a estallidos sociales" (Gosman, 2020). Según Almeida *et al.* (2022), el uso de desinformación como arma política en Brasil se sostuvo en el liderazgo político de Jair Bolsonaro para difundir mensajes negacionistas a partir de los cuales justificar las acciones de gobierno y responsabilizar por las consecuencias socioeconómicas de las políticas de prevención a los opositores políticos:

En el pico más alto de la crisis por COVID-19, los políticos anticiencia salieron a relucir el discurso político del presidente Bolsonaro y los partidarios cercanos, alcanzando tanto las plataformas tradicionales como las periféricas. En varios discursos atacó a las medidas de la cuarentena, las restricciones de viaje y el uso de las máscaras faciales. También promovió el uso de cloroquina para el tratamiento del COVID-19 y públicamente declaró que no se pondría la vacuna, dando un ejemplo peligroso y un precedente para que la población y (sus partidarios) sigan (Almeida *et al.*, 2022: 16).

El discurso *negacionista* bolsonarista en redes sociales asociaba los términos "comunista, izquierdista, Lula, etcétera" a la cuarentena, de la misma manera que "hidroxicloroquina" se vinculaba con los términos "Bolsonaro, familia, Dios, patriotismo, economía":

En el lado opuesto a los anticiencia, el grupo prociencia principalmente se refería a palabras específicas sobre la salud como, por ejemplo: vacuna, investigador, saludable, nuevo coronavirus, salud, aislamiento y otras. Mientras que incluye hashtags políticos específicos en oposición a Bolsonaro (#forabolsonaro), la singularidad de los términos de salud destaca además la dicotomía entre los términos políticos e ideológicos en un lado del espectro y los términos de salud en el otro (Almeida *et al.*, 2022: 24).

La *desinformación organizada* como estrategia del gobierno federal tuvo como intencionalidad la polarización hiperpartidista y la desestabilización antisistema. En definitiva, buscaba desacreditar a los adversarios políticos al responsabilizarlos por las consecuencias socioeconómicas de las cuarentenas: "Desde el negacionismo sobre la gravedad de la pandemia hasta la publicidad masiva de medicamentos sin ninguna prueba científica de eficacia, el principal dirigente del Ejecutivo puede haber contribuido a la difusión de la enfermedad en

Brasil" (Falcão, 2021: 67).

Al igual que lo sucedido con la oposición argentina, la *infodemia debilitó* la *trayectoria* del sistema de salud y su capacidad de respuesta en medio de la pandemia por COVID-19. En su balance, a dos años de establecido el *Centro de Operaciones de Emergencia de Salud Pública para Infección Humana por el Nuevo Coronavirus*, FIOCRUZ señalaba que "La falta de una amplia campaña de comunicación para apoyar los beneficios de las vacunas y las medidas no farmacológicas también ha resultado muy perjudicial" (FIOCRUZ, 2022: 29). A diferencia de Argentina o Chile, en Brasil no hubo una estrategia comunicacional federal consistente con el objetivo de promover prácticas de autocuidado, sino, en cambio, una propagación oficialista de *desinformación organizada* que minimizó la gravedad de la pandemia, banalizó las muertes, fomentó hábitos desaconsejados científicamente y naturalizó la diferencia entre vidas valiosas, vidas sometidas a procesos de menos valor y vidas desechables (Macedo Duarte *et al.*, 2020), con el fin de lograr la inmunidad colectiva, estimulando la contaminación generalizada (Grassi Calil, 2021; Lima Ventura, 2021).

Chile: protestas por reforma constitucional y políticas de prevención

El 18 de octubre de 2019 comenzó en Chile una jornada de protestas que dejaría 18 muertes, 352 personas con daño ocular y denuncias por abusos por parte de las fuerzas policiales (Morales Quiroga, 2020). La respuesta gubernamental contra la COVID-19 en Chile se vio atravesada por un entorno político *desfavorable*, subordinado a la disputa por la aprobación del plebiscito para la reforma de la Constitución pinochetista: "El cambio de Constitución fue una de las demandas hechas tras el estallido social de octubre de 2019, que dio lugar a las manifestaciones más masivas desde el regreso de la democracia en 1990, y desencadenó episodios de violencia que derivaron en la muerte de más de 30 personas y 2.250 querellas de violación de los derechos humanos" (BBC, 2020). Tras cuatro meses de protestas, la COVID-19 se yuxtaponía a la *agenda setting*, en un contexto de elevada desconfianza y desigualdad socioeconómica estructural.

El *Plan Paso a Paso* chileno consistió en un esquema de cuarentenas regionalizadas de rigurosidad 60-79. Sin embargo, ya en abril de 2020 el gobierno del presidente Sebastián Piñera proponía una estrategia de apertura, con la finalidad de reactivar la actividad económica y escolar en forma gradual (Paúl, 2020). El plan de retorno a una "nueva normalidad" era presentado en un escenario de elevadas internaciones en UTI por millón de habitantes y alerta de la OMS sobre los riesgos de reducir medidas restrictivas: se diseñaron y promovieron estrategias en favor del desarrollo de la actividad económica, en un contexto en el que, sin embargo, los decesos por COVID-19 incidían en su mayor parte en la población socioeconómicamente más vulnerable.

Crispi, entonces presidenta del Colegio Médico de Santiago, le comentaba a BioBioChile: "Muchas de las medidas que tuvimos que usar no fueron acompañadas oportunamente con aportes financieros del Estado que permitieran que los grupos más pobres, donde se ha concentrado en mayor proporción la mortalidad y los contagios, tuvieran alguna posibilidad de cumplir con las cuarentenas, sin la obligación de salir a buscar recursos para mantener a sus familias" (Lara, 2022). Este punto es coincidente con Farías Antognini (2021: 189) que, al analizar las políticas de protección social implementadas en Chile, afirma:

> Las decisiones para combatir los impactos socioeconómicos han mantenido un carácter subsidiario con un fuerte predominio del sector privado, con una cobertura estatal enfocada principalmente a la población más vulnerable. Las características de la distribución de los beneficios sociales no han logrado un mejor nivel de equidad y cohesión social, por el contrario, descartar la posibilidad de universalizar las prestaciones al no incorporar componentes redistributivos y solidarios a la seguridad social (Farías Antognini, 2021: 189)

En los meses de abril y mayo, las protestas contra las políticas gubernamentales y en reclamo por alimentos se extendían en Santiago de Chile, Antofagasta, Concepción y Valparaíso: "La razón detrás – explican sus protagonistas– no es distinta a la que motivó el 'despertar' de Chile en octubre: el descontento social ante las desigualdades del sistema político y económico que impera en esta nación sudamericana" (Paúl, 2020). En junio renunciaba el ministro de Salud, Jaime Mañalich, criticado por la oposición por la demora en la adopción de medidas preventivas y cuestionado por la efectividad de las llamadas "cuarentenas dinámicas", aplicadas en ciertas comunas de Santiago y en algunas localidades del centro-sur y sur del país.

La conflictividad social y la crisis de representación partidaria se subordinaban a comprender a la *desigualdad económica* como una categoría susceptible de explicar la oposición social mayoritaria al gobierno conservador de Piñera, así como la ineficacia de las "cuarentenas dinámicas" que, al priorizar la apertura económica, condujeron a elevar el número de muertes de población en situación de vulnerabilidad. En este sentido:

a) A diferencia de Argentina o de Brasil, en que el financiamiento de los programas de ayuda a los trabajadores durante el confinamiento procedió de fondos fiscales, en Chile "el origen de los fondos para cubrir los salarios proviene mayoritariamente de los ahorros individuales de los trabajadores" (Vega Salas *et al.*, 2020). De esta manera, la bibliografía concuerda con que la pandemia sustantivó las desigualdades por las cuales la sociedad chilena había comenzado a pronunciarse desde el 18 de octubre de 2019[38].

---

[38] Amnistía Internacional (2020) señala que, pese a que los países de América Latina y el Caribe implementaron 430 medidas de protección social de emergencia, estas fueron insuficientes: "la pandemia ha puesto en evidencia la fragilidad de los sistemas de protección social de la región, así también las consecuencias catastróficas de la ausencia de sistemas verdaderamente universales, integrales y sostenibles. Si bien los países de la región habían logrado importantes reducciones en los niveles de pobreza, la gran mayoría de la población permanecía en una situación de alta vulnerabilidad frente a posibles cambios en la situación macroeconómica".

b) Conviene aclarar sin embargo que, a diferencia de la situación de sobreendeudamiento previo en la Argentina, en Chile no solamente no había tantas dificultades para acceder al crédito internacional, sino que además existía un fondo anticrisis originado en la exportación de materias primas, sumado a la posibilidad que impulsó el gobierno para que se dispusiera de una parte significativa de los fondos de las jubilaciones acumulados en las Administradoras de Fondos de Pensión.

c) Si en Argentina y Brasil la capacidad de respuesta y la *trayectoria* del sistema sanitario se subordinó al *campo de competencia* caracterizado por la polarización entre partidos políticos, en Chile las medidas de confinamiento gradual fueron aplicadas en un entorno *desfavorable* de crisis de representación partidaria, en el que los movimientos y las organizaciones sociales reclamaban al oficialismo por la reversión de la trayectoria hacia el *debilitamiento* del sistema de salud, determinado por las desigualdades socioeconómicas que fueron motivo de las protestas y reclamaciones por una reforma constitucional.

d) Las medidas sanitarias contribuyeron a *desmovilizar* las protestas (Castiglioni, 2020), a la vez que el gobierno central optó por *privilegiar* las transferencias corrientes a municipios con sesgo electoral: "Municipios donde el alcalde y el presidente son del mismo partido político, recibieron en promedio un 61% más de transferencias, siendo mayor en la medida en que aumenta el margen de victoria. La distribución de recursos durante la pandemia siguió criterios estratégicos para favorecer los intereses del gobierno nacional" (Livert, 2022).

Comunicación y transparencia en la publicación de datos disponibles

La estrategia de comunicación de riesgo en Chile se conformó, como en Argentina, a partir de la intersectorialidad como factor decisivo en la promoción de prácticas de cuidado y de autocuidado poblacional. Sin embargo, "desde el inicio de la pandemia hasta bien avanzados los meses durante el 2020 la comunicación fue poco efectiva, contradictoria y desactualizada". En este sentido, el Ministerio de Salud empleó un modelo de comunicación tradicional que, en términos teórico-prácticos, se mostró poco efectivo en orden a incrementar la adhesión o la confianza de la población en las medidas sanitarias, debido a que "solo se generó incertidumbre y espacios de dudas de la veracidad de lo que estaba ocurriendo" (Riquelme-Macalusso, 2022). A ello debe añadirse la crisis de legitimidad y representación[39] que redujo la confianza misma de la población en el discurso (des)movilizante de la protesta social, por medio de las restricciones a la circulación.

La bibliografía coincide en que "la estrategia para mitigar el impacto de la pandemia ha venido acompañada de una comunicación muy deficiente, donde se ha pasado desde un triunfalismo extremo, a mensajes contradictorios en las últimas semanas, que han fallado en instalar la gravedad de la situación de la pandemia en el territorio" (Farías, 2020: 124). La adherencia a las políticas comunicadas por el Ministerio de Salud se vio disminuida debido a que la poca aprobación al gobierno central condujo a la población a depositar su confianza en los gobiernos locales, que cobraron relevancia como contrapeso político y llevó a un fenómeno de descentralización de la comunicación. La incertidumbre producida por este escenario era parcialmente mitigada por la buena recepción de las conferencias diarias realizadas por el Ministerio de Salud:

Se establece un 'rito' comunicacional cotidiano (rueda de prensa diaria), en rangos horarios similares cada mañana, para entregar las cifras de contagios, fallecidos, zonas de incremento de los casos, evaluación sanitaria de las medidas políticas, entre otros aspectos. Independiente del debate que genere en lo metodológico y estadístico este tipo de recuentos, los puntos de prensa han otorgado presencia, reducen la incertidumbre social, complementan los mensajes presidenciales y

---

[39] El gobierno de Piñera ostentaba la aprobación popular más débil desde el retorno de la democracia en Chile, con un 6%, según el Centro de Estudios Públicos (2019).

proporcionan control del escenario de los datos" (Elórtegui Gómez, 2020: 30).

En efecto, el carácter federal de la estrategia comunicacional en Chile se vio condicionada por una crisis de legitimidad política en la que fueron los gobiernos locales los que adquirieron mayor relevancia. Por ello, Rocamora *et al.* (2022), a partir del análisis de 88 informes diarios de COVID-19 emitidos por televisión abierta por Jaime Mañalich, indican tres etapas asociadas a la estrategia comunicacional chilena:

a) Etapa triunfalista: 17 de marzo al 4 de abril: se destaca la preparación y la previsión del gobierno en la capacidad de respuesta frente al virus, enfatizando la toma de decisiones de Sebastián Piñera, con foco en la notificación diaria de cifras y comparación respecto de otros países latinoamericanos: "El acento en las cifras muestra una estrategia de comunicación de crisis centrada en fortalecer la imagen pública del gobierno más que en entregar información para que la población tome medidas de autocuidado. En efecto, hay casi ausencia de material explicativo para prevenir el contagio, las medidas son meramente mencionadas y no profundizadas; tampoco se pone el acento en explicar los mecanismos de contagio o el funcionamiento del virus" (Rocamora *et al.*, 2022).

b) Etapa de tensión: 5 de abril al 7 de mayo: se abandonan expresiones triunfalistas y se advierte la introducción de un discurso defensivo o confrontacional, frente al aumento de contagios. Asimismo, se introduce la metáfora de la "guerra", se subraya la noción de responsabilidad individual y se apela a alcanzar la "nueva normalidad".

c) Etapa de crisis: 8 de mayo al 11 de junio: se inicia con la institución de un cordón sanitario en la zona sur de Santiago de Chile, en las comunas con peores indicadores socioeconómicos, con lo que la crisis sanitaria deviene en crisis social, generando mayores cuestionamientos a la gestión del gobierno y de las autoridades sanitarias:

> La poca tematización dedicada a las medidas preventivas, especialmente en la etapa inicial, así como el predominio de un lenguaje técnico y el uso de argumentos basados en cifras, dan cuenta de que los informes diarios fueron un espacio dedicado, principalmente, a promocionar y defender la gestión del gobierno más que estar orientados a la población afectada. Desde la perspectiva de la comunicación de riesgos, este es un aspecto fundamental, ya que no se cumple con la recomendación de entregar información oportuna a la población para que tome medidas de autocuidado. Dado que los informes son un espacio oficial y difundido por televisión - medio que durante la pandemia elevó significativamente su audiencia (Rocamora *et al.*, 2022).

Las *trayectorias* de los sistemas sanitarios de Argentina, Brasil y Chile durante la gestión de la pandemia por COVID-19 en 2020 se vieron determinadas por un *campo de competencia política desfavorable*, con la siguiente caracterización:

a) Argentina: una política oficialista *preventiva* de protección social con *porosidad equitativa* y *fortalecimiento* del sistema nacional de salud, en un *entorno político* de polarización hiperpartidista y desestabilización antisistema a partir de la producción opositora de *desinformación organizada*, *debilitante* de la capacidad de respuesta gubernamental, y una estrategia federal coordinada de comunicación basada en la evidencia científica.

b) Brasil: una política oficialista *negacionista* con *porosidad inequitativa* y *debilitamiento* del sistema de salud, que promovió la polarización hiperpartidista y la desestabilización antisistema a partir de la producción de una estrategia federal de desinformación, *debilitante* de la capacidad para aplicar medidas sanitarias de protección social.

c) Chile: una política oficialista *gradualista* con porosidad *inequitativa* y *debilitamiento*, estrategia de comunicación federal basada en la evidencia científica, en un entorno político de crisis de representación partidaria por el que los movimientos y organizaciones reclamaban, a través de protestas en espacios públicos, contra las desigualdades sociales.

En el apartado siguiente se exploran los planes de vacunación implementados en los tres países.

Lineamientos de los planes de vacunación

Las políticas de flexibilización de los regímenes de ASPO a DISPO, concordante con el inicio del período vacacional y el incremento de la tasa de mortalidad por COVID-19, fue complementada en Argentina, Brasil y Chile con el inicio de los planes nacionales de inmunización contra la COVID-19, cuyo calendario se encontraba subordinado a la identificación y la adhesión de la "población objetivo" y a las características de las vacunas disponibles: "Incluso en países con un sistema de salud consolidado, las coberturas de vacunación rara vez alcanzan el 100%, ya que no es posible ubicar a toda la población objetivo" (Hernández Rocha *et al.,* 2021). En América Latina, el comienzo de la vacunación se dio entre diciembre de 2020 y mayo de 2021.

Tabla 12: fecha de inicio de campaña de inmunización y tipo de vacuna empleada en Argentina, Brasil y Chile, 2020-2021

País	Fecha de vacunación	Laboratorio de Vacuna	Año
México	24/12	Pfizer	
Chile	24/12	Pfizer	2020
Costa Rica	24/12	Pfizer	
Argentina	29/12	Sputnik-V	
Brasil	18/01	Sinovac	
Ecuador	21/01	Pfizer	
Panamá	21/01	Pfizer	
Bolivia	29/01	Sputnik-V	
Perú	9/02	Sinopharm	
República Dominicana	16/02	Covishield	
Colombia	17/02	Pfizer	
El Salvador	17/02	Covishield	2021
Venezuela	18/02	Sputnik-V	
Paraguay	22/02	Sputnik-V	
Guatemala	25/02	Moderna	
Honduras	25/02	Moderna	
Uruguay	1/03	Sinovac	
Nicaragua	2/03	Sputnik-V	
Cuba	12/05	Abdala	

Fuente: Lagos Ruiz *et al.* (2022), a partir de OWID (2022).

Los planes de inmunización fueron relativamente análogos, en los términos en los que se privilegió una perspectiva de escalonamiento por etapas y grupos prioritarios, de acuerdo con criterios de riesgo de exposición y grado de vulnerabilidad (biológica y social), así como de disponibilidad de vacunas:

a) El *Plan estratégico para la vacunación contra la COVID-19* (2020), se presentó en Argentina como un esquema estratificado coordinado por el Ministerio de Salud de la Nación (con participación intersectorial de las 24 jurisdicciones a través del Consejo Federal de Salud), estableciéndose la aplicación de dosis disponibles por orden de prioridad, en forma escalonada y por etapas. El *Plan* se fundamentó en principios bioéticos de igualdad y dignidad de derechos, equidad, beneficio social y reciprocidad: "A fin de constituir la priorización de las poblaciones a vacunar en las distintas etapas se contemplan también criterios establecidos en función del riesgo de desarrollar la enfermedad grave y complicaciones por COVID-19, la probabilidad de una mayor exposición al virus, la necesidad de mitigar el impacto de la COVID-19 en la realización de actividades socioeconómicas y la posibilidad de incidir en la cadena de transmisión" (MSAL, 2020: 4). La vacunación se inició en los grandes aglomerados urbanos, debido a las altas tasas de casos confirmados, transmisión comunitaria y elevadas tasas de mortalidad.

b) El *Plan Nacional para la Operacionalización de la Vacunación contra la COVID-19* de Brasil fue estructurado en etapas (MINSAUDE, 2020), según grado de exposición al riesgo biológico. El Ministerio de Salud definía las directrices orientadoras para la operacionalización y planificación de la vacunación a las Unidades de la Federación y municipios: "El éxito de esta acción será posible a través de la participación de las tres esferas de gestión en esfuerzos coordinados en el *Sistema Único de Salud* (SUS), la movilización y la adhesión de la población a la vacunación" (MINSAUDE, 2022: 12).

c) En Chile, por su parte, el 24 de diciembre de 2020 el Ministerio de Salud determinaba los *Lineamientos técnico operativos vacunación SARS-CoV-2* (2020), en los que se buscaba garantizar el acceso libre e igualitario a acciones de promoción, protección y recuperación de la salud, a través del establecimiento de la *Campaña de Vacunación 2021* por etapas, a una "población objetivo" (MINSAL, 2021).

Al comparar los criterios establecidos es posible determinar las semejanzas respecto de las etapas y atributos de la "población objetivo" de los planes de Argentina, Brasil y Chile.

Accesibilidad al mercado global de vacunas

La escasez de vacunas durante el primer semestre de 2021 explica las dificultades en la implementación de las campañas latinoamericanas de inmunización: "La desigualdad entre países avanzados y menos favorecidos rige el proceso de vacunación en América Latina, una región que ya de por sí sufre las inequidades que se están dando en la distribución de vacunas a nivel mundial" (Sedano, 2021)[40]. En esta misma línea, la CEPAL (2022) advertía que el nacionalismo de los países ricos había permitido el acaparamiento de vacunas: "De acuerdo con un estudio realizado por la Universidad de Duke en diciembre de 2020, países como Canadá, Australia y Reino Unido compraron 9,5, 5,3 y 5,3 dosis por habitante, respectivamente" (CEPAL, 2022: 27). De esta manera, las primeras vacunas que arribaron a los países latinoamericanos, en su mayor parte, procedieron de China y de Rusia:

---

[40] El diario *El País* informaba que: "De los más de 700 millones de dosis administradas en el planeta, un 87% se ha inoculado en países más ricos y solo un 0,2% ha ido a los países de rentas más bajas" (El País, 2021).

Gráfico C: número y tipo de vacunas contratadas por Argentina, Brasil y Chile

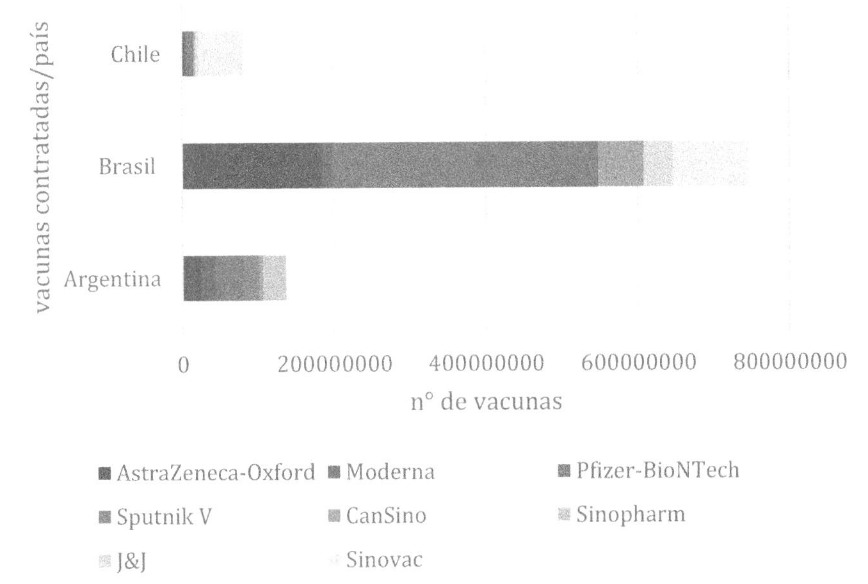

Fuente: AS/COA (2022): CanSino, Johnson & Johnson, Sputnik Light, requieren de 1 dosis. AstraZeneca-Oxford, Covaxin, Covishield, EpiVacCorona, Medigen, Moderna, Pfizer-BioNTech, Sinopharm, Sinovac, Soberana 2, Sputnik-V, de 2 dosis. Abdala y Zifivax, de 3 dosis, mientras que Soberana Plus es la tercera dosis de Soberana 2.

Según Duke University (2022), al 1 de junio de 2022, en millones de dosis:

    d) Argentina contrató de: AstraZeneca-Oxford (23,6), Moderna (38,5), Pfizer-BioNTech (38,5), Sputnik-V (30), CanSino (5,4) y Sinopharm (34).

    e) Brasil: AstraZeneca-Oxford (102), J&J (38), Pfizer-BioNTech (300), CanSino (60) y Sinovac (100).

    f) Chile: AstraZeneca-Oxford (14,4), J&J (4), Moderna (2), Pfizer-BioNTech (10), CanSino (1.8) y Sinovac (60).

Al 31 de marzo de 2021, el Estado argentino había alcanzado acuerdos para la adquisición de 56.160.000 millones de vacunas y, pero el número de dosis entregadas era de 5.468.00 millones:

Tabla 13: número de dosis entregadas entre diciembre de 2020 y abril de 2021 en Argentina

Acuerdo	*Dosis entregadas*
Fondo Ruso de Inversión / Gamaleya: Sputnik-V	3.670.000 millones
AstraZeneca/Oxford: Az/SKBio	218.000
Instituto SERUM India: Covishield	580.000
Acuerdo COVAX	0
Sinopharm: BBIBP-CorV	1.000.000
Total	5.468.000

Fuente: elaboración propia (2022).

Tabla 14: eficacia de vacunas entregadas entre diciembre de 2020 y abril de 2021 en Argentina

Acuerdo	*Eficacia*[41]
Fondo Ruso de Inversión / Gamaleya: Sputnik-V	97,6% (Sputnik-V, 2021)
AstraZeneca/Oxford: Az/SKBio	73%-80% (AEP, 2021)
Instituto SERUM India: Covishield	
Sinopharm: BBIBP-CorV	78,9% (MSAL, 2021; Carrara, 2021)

Fuente: elaboración propia (2022).

Brasil "es un buen ejemplo de los problemas relacionados con las entregas. La mayor economía de la región ha reservado 415 millones de dosis (más de la mitad con AstraZéneca), pero apenas ha recibido 15 millones para una población de 210 millones de personas" (Rivas, Molina *et al.*, 2021).

Chile, por su parte, dependió durante el primer trimestre de las entregas de Sinovac, subrayándose la rápida implementación de la

---

[41] La eficacia estimada para Pfizer/BioNTech, Moderna, J&J (Janssen) y Novavax es de 91% (AEP, 2021).

Campaña: "Al 8 de marzo, Chile era junto a Israel el país del mundo que más dosis inyectaba por cada 100 habitantes, situándose en 1,06. Pero Chile es la excepción en una región que apenas ha vacunado al 4,29% de su población; ligeramente por encima de la media mundial, pero muy lejos del 10,26 de Europa o el 27,82 de Estados Unidos" (Sedano, 2021).

Tabla 15: número de dosis y eficacia de vacunas entregadas entre diciembre de 2020 y abril de 2021 en Chile

Acuerdo	*Dosis entregadas*	*Eficacia*
Pfizer-BioNTech	1.652.625	91%-94% (EAP, 2021)
Sinovac	14.077.476	51%
Total	15.730.101	

Fuente: elaboración propia (2022).

La relevancia de la implementación eficaz de las campañas de inmunización se reducía a que, durante el primer semestre de 2021, la región registraba una media de 323 contagios diarios por millón, en un contexto en el que se ponía a prueba la efectividad de las vacunas:

En Chile, Colombia o Argentina, por ejemplo, el foco se ha puesto sobre la supuesta falta de calidad de las vacunas de la china Sinovac (para los dos primeros) y la rusa Gamaleya o Sputnik (para el tercero). Pero en zonas de Europa donde ninguna de ellas se emplea también se observa crecimiento, por ahora localizado pero ya preocupante para algunos observadores. Y la realidad es que, a día de hoy, ningún país en América del Sur (tampoco de Europa) está siquiera cerca de porcentajes abrumadores de inmunización por vacuna (Galindo *et al.*, 2021).

De todas formas, la información disponible actualmente permite afirmar que la vacuna Sputnik-V tiene una eficacia similar o hasta muy superior a la del resto de las vacunas disponibles en el año 2021.

En rigor, durante el segundo trimestre de 2021 el número de dosis entregadas por los laboratorios se incrementó, en Argentina y Chile, de acuerdo con las siguientes proporciones:

Tabla 16: número de dosis entregadas en el segundo trimestre de 2021, en Argentina

Acuerdo	*N° de dosis entregadas*
Fondo Ruso de Inversión / Gamaleya: Sputnik-V	6.152.375
AstraZeneca/Oxford: Az/SKBio	5.790.500
Sinopharm: BBIBP-CorV	5.000.000
Total	16.942.875

Fuente: elaboración propia (2022).

Tabla 17: número de dosis entregadas en el segundo trimestre de 2021, en Chile

Acuerdo	*N° de dosis entregadas*
Pfizer-BioNTech	3.792.510
Sinovac	6.700.000
AstraZeneca (COVAX)	489.600
AstraZeneca/Oxford: Az/SKBio	408.000
Total	11.390.110

Fuente: elaboración propia (2022).

Adhesión a los planes de vacunación

El Gráfico D y la Tabla 18 permiten comprender que, en los casos de Argentina y de Brasil, el escalamiento de la inmunización a las "poblaciones objetivo" se inició con más de dos meses de diferencia respecto de Chile.

Tabla 18: porcentaje de población que recibió al menos una primera dosis de vacuna COVID-19 en Argentina, Brasil y Chile, año 2021

Trimestre de 2021	*Argentina*	*Brasil*	*Chile*
I	7,8%	8,3%	35,5%
II	38,3%	35,1%	66,2%
III	65,8%	70,8%	80,6%
IV	84,7%	77,7%	90,1%

Fuente: elaboración propia (2022) a partir de datos de OWID (2022).

Gráfico D: número diario de personas que recibieron al menos una primera dosis de vacuna COVID-19 en Argentina, Brasil y Chile (diciembre de 2020 a diciembre de 2021)

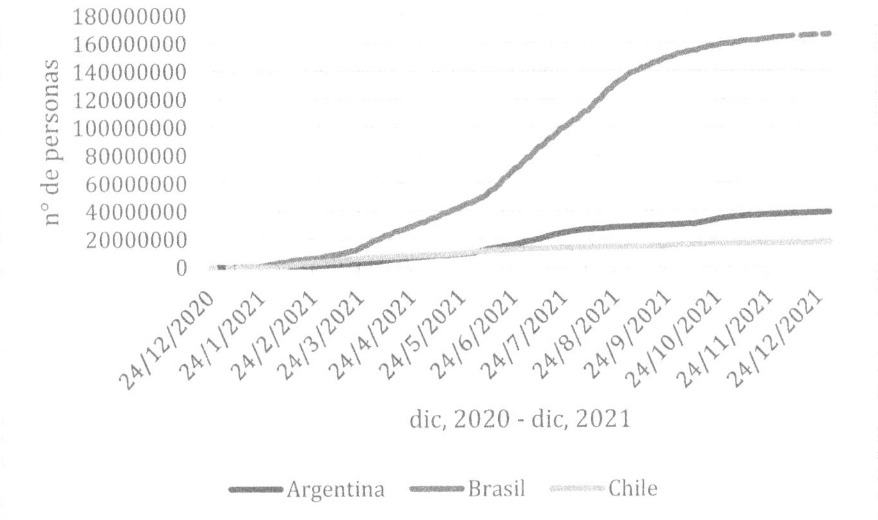

Fuente: elaboración propia (2022) a partir de datos de OWID (2022).

En relación con la aplicación de dosis de refuerzo, según los respectivos protocolos, también Chile determinó la tendencia positiva que siguieron Argentina y Brasil con tres meses de diferencia.

Tabla 19: porcentaje de población que recibió todas las dosis prescritas por el protocolo de vacunación inicial en Argentina, Brasil y Chile (diciembre de 2020 a diciembre de 2021)

Trimestre de 2021	*Argentina*	*Brasil*	*Chile*
I	0,2%	2,4%	19,2%
II	9,4%	12,4%	56,2%
III	50,3%	42,7%	73,8%
IV	73,1%	67,0%	86,1%

Fuente: elaboración propia (2022) a partir de datos de OWID (2022).

Gráfico E: número total de personas que recibieron todas las dosis prescritas por el protocolo de vacunación inicial en Argentina, Brasil y Chile (diciembre de 2020 a diciembre de 2021)

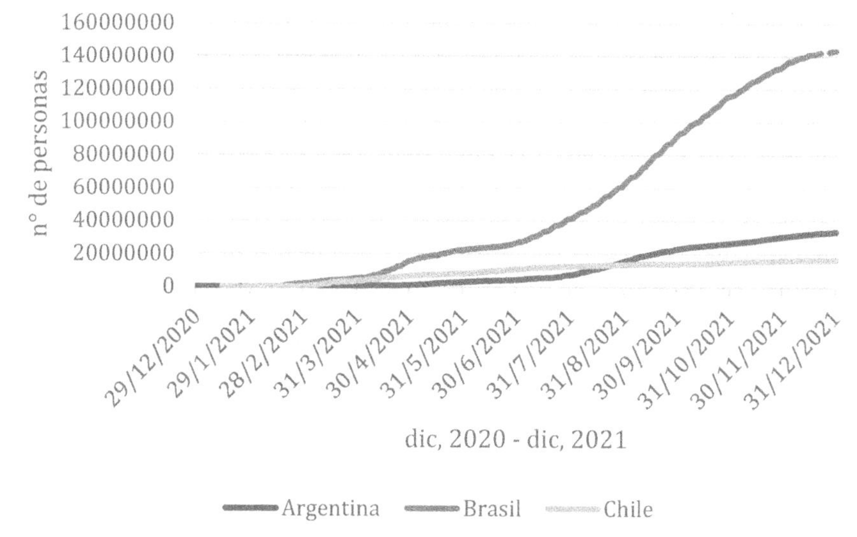

Fuente: elaboración propia (2022) a partir de datos de OWID (2022).

La Tabla 20 sintetiza la comparativa de porcentajes de inmunización, según la aplicación de al menos una dosis o dosis de refuerzo en Argentina, Brasil y Chile.

Tabla 20: comparativa de porcentajes de población que recibió al menos una dosis y dosis de refuerzo prescritas por el protocolo de vacunación inicial en Argentina, Brasil y Chile (diciembre de 2020 a diciembre de 2021)

Trimestre de 2021	Argentina		Brasil		Chile	
	1 dosis	Refuerzo	1 dosis	Refuerzo	1 dosis	Refuerzo
I	7,8%	0,2%	8,3%	2,4%	35,5%	19,2%
II	38,3%	9,4%	35,1%	12,4%	66,2%	56,2%
III	65,8%	50,3%	70,8%	42,7%	80,6%	73,8%
IV	84,7%	73,1%	77,7%	67,0%	90,1%	86,1%

Fuente: elaboración propia (2022) a partir de datos de OWID (2022).

Gráfico F: comparativa de porcentajes de población que recibió al menos una dosis y dosis de refuerzo prescritas por el protocolo de vacunación inicial en Argentina, Brasil y Chile (diciembre de 2020 a diciembre de 2021)

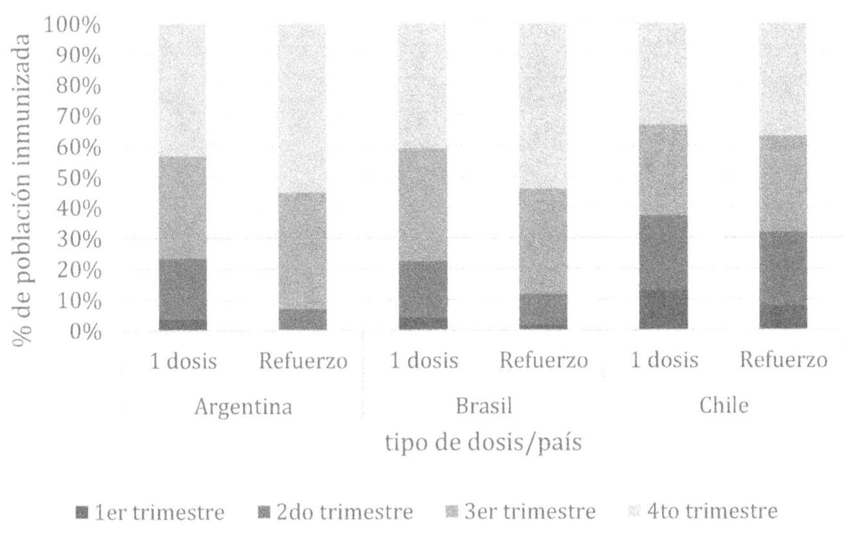

Fuente: elaboración propia (2022) a partir de datos de OWID (2022).

Pese a haber alcanzado un 66% de población inoculada, en su mayor parte con Sinovac, Chile debió restablecer un nuevo esquema de confinamientos en mayo y junio de 2021. El contraejemplo empleado para explicar el caso fue el de Israel, cuya población –estimada en dos millones de habitantes– se encontraba en su mayor parte inoculada:

Hay varias razones posibles por las que la incidencia en Chile es 200 veces mayor que en Israel. Una de ellas es la propia campaña de vacunación: en Israel, casi todos los vacunados recibieron la vacuna de BioNTech/Pfizer, mientras que el resto recibió la de Moderna. Ambas son vacunas de ARNm. En Chile, en cambio, más de las tres cuartas partes de las dosis administradas fueron de la china Sinovac, una de las llamadas 'vacunas muertas' que puede producirse en grandes cantidades con relativa rapidez (DW, 2021).

Tabla 21: comparativa de porcentajes de población que recibió al menos una dosis y dosis de refuerzo prescritas por el protocolo de vacunación inicial en Argentina, Brasil y Chile (enero de 2022 a diciembre de 2022)

Trimestre de 2022	Argentina		Brasil		Chile	
	1 dosis	Refuerzo	1 dosis	Refuerzo	1 dosis	Refuerzo
I	90,4%	81,8%	84,7%	75,1%	93,1%	90,5%
II	90,8%	83,0%	86,3%	78,9%	93,7%	91,5%
III	91,1%	83,3%	87,5%	80,5%	94,0%	92,0%
IV	91,2%	83,5%	87,9%	81,4%	94,1%	92,0%

Fuente: elaboración propia (2022) a partir de datos de OWID (2022).

Gráfico G: comparativa de porcentajes de población que recibió al menos una dosis y dosis de refuerzo prescritas por el protocolo de vacunación inicial en Argentina, Brasil y Chile (enero de 2022 a diciembre de 2022)

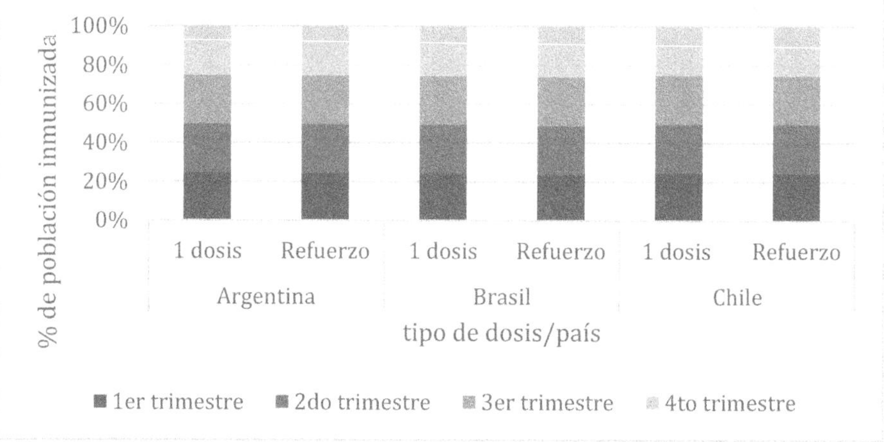

Fuente: elaboración propia (2022) a partir de datos de OWID (2022).

La adhesión a las respectivas campañas de inmunización resultó significativa para reducir el número de internaciones, así como las tasas de mortalidad. En este sentido, ciertos países optaron por completar los protocolos a partir de la combinación de vacunas, lo que fue beneficioso en términos de aprovechamiento de recursos frente al desabastecimiento global, así como para lograr una mejor respuesta inmunitaria (Gómez,

2022): "Las muertes han disminuido un 15,2% (hasta 4.797), lo que demuestra que las vacunas están funcionando bien para proteger a las personas de la hospitalización y la muerte" (OPS, 2022).

Reducción de la tasa de mortalidad (2021-2022)

Al considerar la tasa de mortalidad específica por COVID-19 para los años 2021-2022, es posible señalar el impacto positivo que la campaña de inmunización tuvo en los tres países, con resultados más satisfactorios en Argentina.

Tabla 22: tasa de mortalidad específica por COVID-19 por millón de habitantes (2020, 2021, 2022)

	Argentina			Brasil			Chile		
	2020	2021	2022	2020	2021	2022	2020	2021	2022
Población estimada	45.376.763			211.756.000			19.107.000.		
Muertes por COVID-19	43.245	73.924	12.865	19.554 1	424.262	206.890	16.608	22.720	12.121
Tasa de Mortalidad	953	1629	284	923	2004	977	869	1189	634

Fuente: elaboración propia (2022) a partir de datos de OWID (2022).

Mientras Argentina logró reducir en forma muy significativa la tasa de mortalidad por COVID-19 a 283 muertes por millón de habitantes en 2022, Brasil presentaba una tasa aún mayor (977) que en 2020 (923), observándose una reducción significativa con respecto a 2021 (2004). En el caso de Chile, pese a la rápida campaña de inmunización y a la elevada adhesión de la "población objetivo" al calendario de vacunación, la tasa de mortalidad se mantenía elevada, en 634 muertes por millón de habitantes.

El impacto de las vacunas en la reducción de muertes puede ser leído, además, a partir de la correlación trimestral entre la adhesión a la inmunización y la tasa de mortalidad, en 2020 y 2021, por país:

Tabla 23: adhesión a la inmunización por COVID-19 y tasa de mortalidad específica por COVID-19 en Argentina, 2021

Trimestre de 2021	1 dosis	Refuerzo	Fallecimientos	Tasa de mortalidad
I	7,8%	0,2%	12.613	278
II	38,3%	9,4%	38.446	847
III	65,8%	50,3%	20.875	460
IV	84,7%	73,1%	1.990	43

Fuente: elaboración propia (2022) a partir de datos de OWID (2022).

Tabla 24: adhesión a la inmunización por COVID-19 y tasa de mortalidad específica por COVID-19 en Argentina, 2022

Trimestre de 2022	1 dosis	Refuerzo	Fallecimientos	Tasa de mortalidad
I	90,4%	81,8%	10.850	239
II	90,8%	83,0%	1.051	23
III	91,1%	83,3%	827	18
IV	91,2%	83,5%	137	3

Fuente: elaboración propia (2022) a partir de datos de OWID (2022)

Tabla 25: adhesión a la inmunización por COVID-19 y tasa de mortalidad específica por COVID-19 en Brasil, 2021

Trimestre de 2021	1 dosis	Refuerzo	Fallecimientos	Tasa de mortalidad
I	8,3%	2,4%	182.122	860
II	35,1%	12,4%	149.906	708
III	70,8%	42,7%	51.406	243
IV	77,7%	67,0%	19.507	92

Fuente: elaboración propia (2022) a partir de datos de OWID (2022).

Tabla 26: adhesión a la inmunización por COVID-19 y tasa de mortalidad específica por COVID-19 en Brasil, 2022

Trimestre de 2022	1 dosis	Refuerzo	*Fallecimientos*	*Tasa de mortalidad*
I	84,7%	75,1%	179.882	849
II	86,3%	78,9%	14.845	70
III	87,5%	80,5%	9.643	46
IV	87,9%	81,4%	2.520	12

Fuente: elaboración propia (2022) a partir de datos de OWID (2022).

Tabla 27: adhesión a la inmunización por COVID-19 y tasa de mortalidad específica por COVID-19 en Chile, 2021

Trimestre de 2021	*1 dosis*	*Refuerzo*	*Fallecimientos*	*Tasa de mortalidad*
I	35,5%	19,2%	6.527	342
II	66,2%	56,2%	9.410	492
III	80, 6%	73,8%	4.923	258
IV	90,1%	86,1%	1.860	97

Fuente: elaboración propia (2022) a partir de datos de OWID (2022).

Tabla 28: adhesión a la inmunización por COVID-19 y tasa de mortalidad específica por COVID-19 en Chile, 2022

Trimestre de 2022	*1 dosis*	*Refuerzo*	*Fallecimientos*	*Tasa de mortalidad*
I	93,1%	90,5%	6.018	315
II	93,7%	91,5%	1.899	99
III	94,0%	92,0%	2.675	140
IV	94,1%	92,0%	1.529	80

Fuente: elaboración propia (2022) a partir de datos de OWID (2022).

En el cuarto trimestre de 2022, Argentina (3 muertes por millón de habitantes) y Brasil (12) habían alcanzado una tasa menor a 15 muertes por millón de habitantes, lo que prueba la efectividad de las campañas de inmunización. Sin embargo, en el caso de Chile, las tasas se mantenían por encima de las 80 muertes por millón de habitantes en cada uno de los trimestres de 2022, lo que podría explicarse por la menor eficacia o efectividad de la vacuna Sinovac, aplicada a la población en forma mayoritaria: "El gobierno de Chile confirma que, a pesar de la baja tasa de eficacia de la vacuna china Sinovac, administrará 60 millones de dosis durante tres años como estaba previsto" (AS/COA, 2022)[42]. Pero de acuerdo con los datos explicitados, *no es posible, en términos metodológicos, adjudicar las mayores tasas de muertes por millón de habitantes sólo a la eficacia o efectividad de las vacunas aplicadas.*

Al comparar la tasa acumulada de mortalidad específica de 2020-2021 y 2020-2022, se observa, de igual manera, que las campañas de inmunización presentaron mayor efectividad en Argentina y Brasil.

Tabla 29: tasa acumulada de mortalidad específica por COVID-19, por millón de habitantes (enero de 2020 a diciembre de 2021)

2020-2021	*Argentina*	*Brasil*	*Chile*
Población	45.376.763	211.756.000	19.107.000.
Fallecimientos	117.169	619.367	39.115
Tasa de mortalidad	2582	2925	2047

Fuente: elaboración propia (2022) a partir de datos de OWID (2022)

Tabla 30: tasa acumulada de mortalidad específica por COVID-19, por millón de habitantes (enero de 2020 a diciembre de 2022)[43]

2020-2022	*Argentina*	*Brasil*	*Chile*
Población	45.376.763	211.756.000	19.107.000.
Fallecimientos	130.034	675.518	62.683
Tasa de mortalidad	2866	3190	3281

Fuente: elaboración propia (2022) a partir de datos de OWID (2022).

Los datos procesados coinciden con la tasa de mortalidad

---

[42] A ello, debe sumarse la instalación de la planta de la farmacéutica china Sinovac en Chile, con capacidad para producir 50 millones de dosis al año.

[43] Los datos procesados coinciden con la tasa de mortalidad calculada por la universidad John Hopkins (2022): https://coronavirus.jhu.edu/data/mortality.

calculada por *John Hopkins University* (2022) que, al 28 de diciembre de 2022 y entre 50 países, ubicaba a Argentina en el puesto 27, con una letalidad de 1,3% y 2879,1 muertes por millón de habitantes; a Brasil, en el puesto 18, con una letalidad de 1,9% y 3261,2 muertes por millón de habitantes; y a Chile en el puesto 17, con idéntica letalidad que Argentina y 3299,3 muertes por millón de habitantes.

Tabla 31: casos y mortalidad en 50 países, hasta el 28 de diciembre de 2022

	País	*CC*	*M*	*TL*	*MMH*
1	*Perú*	4.444.006	218.092	4,9%	6614,5
2	*Bulgaria*	1.291.475	38.097	2,9%	5482,8
3	*Hungría*	2.181.419	48.439	2,2%	5014,2
4	*Bosnia y Herzegovina*	400.941	16.224	4,0%	4945,1
5	*Macedonia del Norte*	345.603	9.614	2,8%	4614,6
6	*Montenegro*	284.611	2.791	1,0%	4443,8
7	*Croacia*	1.262.109	17.542	1,4%	4273,0
8	*Georgia*	1.808.820	16.897	0,9%	4235,7
9	*República Checa*	4.577.506	42.087	0,9%	3930,1
10	*Eslovaquia*	2.656.241	20.808	0,8%	3828,7
11	*San Marino*	23.008	121	0,5%	3565,3
12	*Romania*	3.308.480	67.374	2,0%	3502,2
13	*Lituania*	1.286.236	9.474	0,7%	3480,2
14	*Eslovenia*	1.301.000	6.998	0,5%	3366,2
15	*Grecia*	5.548.487	34.779	0,6%	3336,7
16	*Estados Unidos*	100.469.001	1.090.561	1,1%	3310,1
17	*Chile*	5.014.787	63.071	1,3%	3299,3
18	*Brasil*	36.226.287	693.199	1,9%	3261,2
19	*Letonia*	973.103	6.145	0,6%	3257,9
20	*Gran Bretaña*	24.365.623	213.996	0,9%	3152,3
21	*Polonia*	6.365.819	118.475	1,9%	3130,4
22	*Trinidad and Tobago*	186.033	4.283	2,3%	3060,4
23	*Italia*	25.021.606	183.936	0,7%	3042,2
24	*Moldova*	596.55	11.933	2,0%	2962,7

		CC	M	TL	MMH
25	*Armenia*	445.976	8.716	2,0%	2941,4
26	*Bélgica*	4.668.248	33.228	0,7%	2891,2
27	*Argentina*	9.891.139	130.124	1,3%	2879,1
28	*Colombia*	6.328.989	141.881	2,2%	2788,4
29	*Paraguay*	785.534	19.666	2,5%	2757,2
30	*Ucrania*	5.662.512	118.687	2,1%	2713,9
31	*Rusia*	21.467.050	385.571	1,8%	2642,1
32	*México*	7.228.499	331.071	4,6%	2590,7
33	*Portugal*	5.554.058	25.714	0,5%	2521,8
34	*España*	13.670.037	116.899	0,9%	2500,3
35	*Francia*	39.423.584	162.616	0,4%	2492,2
36	*Túnez*	1.147.571	29.284	2,6%	2477,8
37	*Surinam*	81.581	1.393	1,7%	2374,6
38	*Austria*	5.686.952	21.376	0,4%	2373,4
39	*Liechtenstein*	21.261	88	0,4%	2307,5
40	*Santa Lucía*	29.741	409	1,4%	2227,3
41	*Uruguay*	1.011.988	7.562	0,7%	2176,9
42	*Suecia*	2.665.176	21.627	0,8%	2141,4
43	*Estonia*	611.891	2.837	0,5%	2138,6
44	*Andorra*	47.686	165	0,3%	2135,5
45	*Bahamas*	37.491	833	2,2%	2118,3
46	*Granada*	19.644	238	1,2%	2115,2
47	*Ecuador*	1.031.449	35.94	3,5%	2037,1
48	*Serbia*	2.442.385	17.504	0,7%	2003,3
49	*Panamá*	1.023.778	8.567	0,8%	1985,5
50	*Barbados*	104.944	568	0,5%	1976,5

Fuente: elaboración propia, a partir de datos de OWID (2022).
Código: CC (Casos confirmados); M (Muertes); TL (Tasa de letalidad); MMH (Muertes/millón de habitantes).

La relación de muertes por millón de habitantes en Latinoamérica, al 28 de diciembre de 2022, se describe en la siguiente tabla.

Tabla 32: tasa de mortalidad específica por COVID-19 en América Latina (2022)

	País	*Muertes/millón de habitantes*
1	*Perú*	6614,5
2	*Brasil*	3261,2
3	*Chile*	3299,3
4	*Trinidad y Tobago*	3060,4
5	*Argentina*	2879,1
6	*Colombia*	2788,4
7	*Paraguay*	2757,2
8	*México*	2590,7
9	*Surinam*	2374,6
10	*Santa Lucía*	2227,3
11	*Uruguay*	2176,9
12	*Bahamas*	2118,3
13	*Granada*	2115,2
14	*Ecuador*	2037,1
15	*Panamá*	1985,5
16	*Barbados*	1976,5
17	*Bolivia*	1905,2
18	*Costa Rica*	1768,5
19	*Belize*	1727,8
20	*Guyana*	1628,6
21	*Antigua y Barbuda*	1490,9
22	*Jamaica*	1121,2
23	*Honduras*	1114,5
24	*Guatemala*	1111,1
25	*St. Vincent and the Grenadines*	1045,5
26	*Dominica*	1027,9
27	*Saint Kitts and Nevis*	864,8
28	*Cuba*	753,1
29	*El Salvador*	652,2
30	*República Dominicana*	404,1
31	*Venezuela*	204,8
32	*Haiti*	75,4
33	*Nicaragua*	37,0

Fuente: elaboración propia, a partir de datos de OWID (2022).

Síntesis de resultados

Los datos procesados permiten caracterizar las tres campañas de inmunización implementadas en Argentina, Brasil y Chile:

a) Una política de inmunización que incluyó grupos en situación de vulnerabilidad como "población objetivo", diversificación de vacunas con elevada eficacia o efectividad (seis marcas diferentes) y adhesión mayor a 90% con una dosis y 80% con protocolo completo, contribuyó a reducir a menos de 5 las muertes por millón de habitantes asociadas a la COVID-19.

b) Una política de inmunización con incorporación de grupos vulnerables como "población objetivo", diversificación de vacunas con elevada y media eficacia o efectividad (seis marcas diferentes) y adhesión de 85-90% (una dosis) y 80% (protocolo completo), contribuyó a reducir a 10-15 las muertes por millón de habitantes asociadas a la COVID-19.

c) Una política de inmunización sin incorporación de grupos vulnerables como "población objetivo", diversificación baja (seis marcas diferentes, con amplio predominio de una sola), uso mayoritario de vacuna con eficacia o efectividad media y adhesión de 90% (una dosis) y 80% (protocolo completo), contribuyó a reducir a 80-150 las muertes por millón de habitantes, asociadas a la COVID-19.

Actitudes y reacciones del sistema político

En el año 2020 la capacidad de respuesta frente a la COVID-19 había estado condicionada por la inclusión de las políticas de prevención en el *campo de competencia política*. En el período 2021-2022 sucedió un desplazamiento desde la categoría "cuarentena" a la de "vacunación" como objeto de disputa. Es en este contexto que acontece la articulación entre el discurso antivacunas y el de la *derecha alternativa*. En los siguientes apartados se analiza el *debilitamiento* de las campañas de inmunización de Argentina y Brasil a partir de un entorno político *desfavorable* que operó a través de la *infodemia* como principal herramienta de confrontación contra la inmunización.

Producción opositora de desconfianza y desinformación organizada contra la inmunización en Argentina

La acción *debilitante* de la oposición política contra las políticas de prevención implementadas durante el año 2020 para reducir contagios y muertes se desplazó a la producción de desinformación respecto del origen y la eficacia y efectividad de las vacunas, así como de la gestión misma del plan de vacunación, con intencionalidad de polarización hiperpartidista y desestabilización antisistema. Además, la celebración de elecciones legislativas para renovar la mitad de la Cámara de Diputados y un tercio del Senado de la Nación en 2021 convirtió a la campaña de inmunización en objeto predilecto del campo de *competencia política*.

De esta manera, si en el año 2020 el uso o desuso de mascarillas o el respeto al distanciamiento social habían sido resignificados como prácticas políticas de identificación partidaria entre oficialismo y oposición (Turullo *et al.*, 2022), en el 2021 "Lo que se ha politizado en Argentina, lo que distingue hoy al gobierno y sus partidarios de la oposición y sus seguidores no es la vacuna, sino su origen. El Gobierno defiende el uso de las vacunas rusas y chinas. La oposición plantea que deben adquirirse dosis de Pfizer" (Longobardi, 2021). En efecto, en un contexto global de escasez de vacunas por el acaparamiento de dosis practicado por los países ricos, y en el que, no obstante, Argentina fue uno de los primeros países latinoamericanos en iniciar la campaña de inmunización (29 de diciembre de 2020), cinco días por detrás de México, Chile y Costa Rica, la oposición política criticó el origen ruso de la vacuna Sputnik-V.

El 23 de diciembre de 2020, la líder cofundadora de *Juntos por el Cambio*, Elisa Carrió, presentaba una denuncia por defraudación a la administración pública, abuso de autoridad e incumplimiento de los deberes de funcionario público, a la vez que definía a la vacuna Sputnik-V como posible causa de envenenamiento:

> *Denuncia penal contra Alberto Fernández, Ginés González García* "y contra cualquier otro funcionario que hubiera participado en gestiones, contratación y firma de contratos con el gobierno de Rusia, para la reserva, adquisición y comercialización de la vacuna Sputnik-V, quienes podrían estar incursos en la posible comisión de los delitos de atentado contra la salud pública; defraudación al Estado e incumplimiento de Deberes de Funcionario Público".
> *Define a la vacuna como*: "amenaza cierta a la integridad y protección de la salud pública de los argentinos que deban acceder a su aplicación".
> *Solicita pena, con prisión de 3 a 10 años, según artículo 200 del Código Penal, para quien* "envenenare, adulterare o falsificare de un modo peligroso para la salud, aguas potables o sustancias alimenticias o medicinales destinadas al uso público o al consumo de una colectividad de personas" (Carrió, 2020).[44]

La crítica opositora se adecuaba a la propuesta hecha, el lunes 28 de diciembre de 2020, por la titular del PRO, Patricia Bullrich, de "endurecer la postura de la coalición opositora contra la vacuna rusa", y en la que "el jefe de Gobierno porteño, Horacio Rodríguez Larreta, pidió no atacar directamente la Sputnik-V y abocarse a solicitar más información sobre la misma" (Página12, 2020), instrucción obedecida también por los medios de comunicación opositores. En marzo de 2021, Bullrich solicitaba habilitar la adquisición privada de la vacuna:

---

[44] En febrero de 2021, el fiscal federal Guillermo Marijuan solicitaba la desestimación de la denuncia por inexistencia de delito (Télam, 2021). Pese al contenido explícito de la denuncia, en la que se identifica a la vacuna Sputnik V como "veneno", en abril de 2021 la exdiputada se desdijo, al afirmar que "'Yo lo que dije es que estaban envenenando al opositor, que Putin había envenado al principal opositor', trató de justificar este jueves la exdiputada, al comentar la situación que vive el dirigente opositor ruso Alexei Navalny. 'Fue un acto de protesta personal para la democracia del mundo', agregó Carrió en declaraciones con el canal televisivo LN+. Para completar remarcó que no se dará la vacuna rusa ni tampoco la vacuna china contra la COVID-19 porque, según ella, 'juega en la democracia'" (Página 12, 2021).

Apuremos la vacuna. Dejemos que los privados compren vacunas, que las farmacias compren vacunas, que las provincias compren vacunas y hagamos una vacunación no tan soviética y centralizada que al final lleva a un manejo de la vacuna así como quieren. Si todos compraran vacunas y pudiéramos tener todo tipo de vacunas, si la gente pagase la vacuna. (…) Que la paguen los que pueden. Y los que no tendrían un subsidio del Estado (Cafferata, 2021).

Según Cafferata (2021), las expresiones de la titular del PRO eran consistentes con la reclamación de privatizar el acceso a la vacuna contra la COVID-19, al calificar "la centralización de la adquisición de vacunas por parte del Estado argentino como 'soviética' y sincerando la lógica con la que *Juntos por el Cambio* hubiera encarado la pandemia en el caso de estar en el poder" (Cafferata 2021).

Sin embargo, no hubo centralización de la compra por parte del Estado nacional. Pero la prédica opositora evidentemente generó confusión al respecto, incluso en ámbitos insospechados. Por ejemplo, el 17 de octubre de 2024, un día antes del fallecimiento de Ginés González García, la Sala 1 de la Cámara Criminal y Correccional Federal, integrada por Bertuzzi, Bruglia y Llorens, confirmó su procesamiento por la vacunación de 15 personas a principios de 2021. Entre sus consideraciones el trío afirmó que hubo una "decisión gubernamental de monopolizar con exclusividad la administración de las vacunas", sin citar la norma donde constaría tal decisión. Cierto es que les habría sido difícil, porque no hubo tal decisión: fueron los laboratorios quienes inicialmente solamente aceptaban negociar con los gobiernos. Pero nadie prohibió la compra de vacunas a gobiernos provinciales, obras sociales o particulares. Tal vez no es mucho pedirles a los camaristas que lean leyes y decretos, y no solamente el diario. O al menos podrían googlear, y así enterarse de que durante 2021 varias provincias anunciaron públicamente la compra de vacunas contra la COVID-19. Un detalle curioso es que esta causa fue iniciada por denuncias de varios legisladores y legisladoras de *Juntos por el Cambio*, el PRO, la *Coalición Cívica* y la UCR; una consejera del Consejo de la Magistratura de la Nación y exfuncionaria de Mauricio Macri, Jimena de la Torre; y de la empresa "HLB Pharma Group", el mismo laboratorio que en el año 2020 intentó intermediar en la compra de vacunas rusas, operación que se frustró por la amenaza del exministro González García de renunciar a su cargo si la operación era aprobada por Alberto Fernández. Dos meses antes de los hechos investigados varios de estos mismos denunciantes habían formulado declaraciones que desalentaban la aplicación de las vacunas que había adquirido y distribuido el gobierno nacional. Por ejemplo, la oposición de Soher El Sukaria a la aplicación de la vacuna Sputnik-V llegó al punto de que gritara durante su discurso en la Cámara de Diputados: "Van a vacunar a los argentinos sin saber qué mierda nos van a inocular". Por su parte, los también denunciantes Juan Manuel López y Mariana Stilman acompañaron la citada acusación de Elisa Carrió por "envenenamiento". Todas las vacunas a cuya aplicación refiere esta causa penal eran de esa misma marca.

El *lobby* de los partidarios de *Juntos por el Cambio* por la vacuna Pfizer-BioNTech se instituyó, además, como una estrategia de posicionamiento geopolítico con el bloque de países occidentales, adscribiéndose mediáticamente a la coalición oficialista del *Frente de Todos* al bloque sino-ruso: "La tensión con la oposición escaló a un nivel poco constructivo para un país en una situación tan grave. La jefa del principal partido de la oposición, Propuesta Republicana[45], Patricia Bullrich, sugirió que Fernández había pedido sobornos a Pfizer y por eso el acuerdo había fracasado. Fernández, por su vez, demandó a Bullrich" (Colombo, 2021). La disputa política, como sucedería en Brasil, se judicializaba.

Elisa Carrió sugería, por medio de una teoría conspirativa, que el contrato por Sputnik-V implicaba un acuerdo secreto entre la vicepresidenta Cristina Fernández y el gobierno de Vladimir Putin:

---

[45] Propuesta Republicana es el mismo partido identificado con la sigla PRO en otras partes de este libro, cuya presidenta era Patricia Bullrich.

Rusia está penetrando con la vieja KGB, que entró por Cuba, incluso el viejo PC (Partido Comunista), que financiaba las guerrillas en América Latina, ahora empieza de nuevo a través de Cuba, de Venezuela, Ecuador y todas estas dictaduras pseudosocialistas o semidemocracias a tomar geopolíticamente parte del continente. (…) Esta alianza política con Rusia la hace Cristina, a tal punto que hace una alianza de intercambio no solo de la vacuna, es decir, ella trabaja para Sputnik. (…) Ese acuerdo con Rusia tiene algo más grave: primero es un satélite y además compra y venta de armas (Ámbito, 2021).

Conviene hacer una aclaración respecto al supuesto sesgo ideológico en la compra de vacunas: los términos exactos de las negociaciones no son públicamente conocidos por las cláusulas de confidencialidad y las normas de inmunidad que exigieron los laboratorios al gobierno argentino, una práctica que ya existía antes de la pandemia y aún hoy sigue existiendo. Pero por la coincidencia en las declaraciones de las autoridades estatales y de Pfizer, quedó en claro que la compra no se realizó a fines de 2020 porque el laboratorio consideraba inaceptables los términos de la reciente ley argentina que habilitaba la compra de vacunas contra la COVID-19[46]. Hay sin embargo otra cuestión que no fue suficientemente aclarada: si bien el gobierno argentino y el laboratorio negociaron la compra de varios millones de dosis, el compromiso que Pfizer estaba dispuesto a asumir retrasaba la entrega de la inmensa mayoría de las dosis que fueran eventualmente compradas al segundo semestre de 2021, momento en que se estimaba que habría menores dificultades para conseguir vacunas de otros laboratorios, algo que de hecho finalmente ocurrió. Es aceptable entonces la hipótesis que postula que el laboratorio, al no tener capacidad de producción suficiente para abastecer inmediatamente toda

---

[46] Un detalle curioso es que las autoridades locales del laboratorio Pfizer señalaron repetidamente que el principal obstáculo para vender vacunas a la Argentina era la Ley 27.573 de Vacunas Destinadas a Generar Inmunidad Adquirida Contra el COVID-19. En el momento en que esa ley fue votada en el Congreso Nacional, en octubre de 2020, no hubo objeciones a los artículos cuestionados por parte de las legisladoras y los legisladores que luego atacaron al gobierno nacional por no modificarla mediante un DNU.

la demanda mundial, eligió privilegiar su lugar de preminencia en los mercados de los países ricos y no en los demás países, y por eso habría reservado un mayor compromiso para los primeros. Pero aún si esta hipótesis no fuera válida, sí lo es que bastaría comparar la cantidad de habitantes con la cantidad de dosis que el laboratorio ofrecía al gobierno argentino, o las entregas del mismo laboratorio a otros países de nivel de desarrollo similar a la Argentina[47], para aceptar que la compra de vacunas al laboratorio Pfizer en ningún caso habría significado que las negociaciones con otros laboratorios hubieran podido ser innecesarias. Por eso, si no resultan confusos los motivos que pudo tener una parte de la dirigencia opositora para insistir en que había que comprar vacunas a un laboratorio en particular, al menos se podría dudar de sus intenciones al atacar la compra de vacunas a otro laboratorio en particular. Conviene también aclarar que no fue una decisión de las autoridades nacionales el hecho de que las primeras vacunas en llegar al país fueran del laboratorio Gamaleya, porque simultáneamente habían negociado compras con otros laboratorios. De hecho, a fines de 2020 ANMAT ya había aprobado tres vacunas distintas, y en febrero de 2021 habían ingresado al país vacunas de tres laboratorios: uno ruso, otro chino y otro británico. En síntesis: no solamente era falso que el gobierno argentino se negara a adquirir vacunas de una cierta marca por razones ideológicas, sino que incluso con ella se desviaba la atención que pudiera merecer la competencia internacional entre laboratorios por los mercados de medicamentos y vacunas. Las autoridades del gobierno del *Frente de Todos* no solamente no habían tomado partido en esa competencia, lo que se demuestra en el hecho de que compraron vacunas a seis laboratorios distintos, sino que las autoridades de la oposición sí lo hacían, pese a lo cual no se privaban de acusar al gobierno de tener un sesgo ideológico.

---

[47] Por ejemplo, en Chile, al 31 de enero de 2021 Pfizer había entregado 154.000 dosis de vacunas contra la COVID-19, y Sinovac 3.836.000 dosis. Recién en marzo de 2021 Pfizer completó la entrega de más de un millón de dosis… a un país de 19 millones de habitantes. Para ese mismo mes, Sinovac había ya entregado casi 20 millones de dosis en Chile.

En junio de 2021, el expresidente Macri definía al coronavirus como "una gripe, un poco más grave", de la que nunca creyó que fuera algo por lo que "uno tiene que estar sin dormir". Al día siguiente pidió disculpas "a las personas que fueron afectadas por este virus y a sus familiares" (Télam, 2021), pero insistió en que el virus no debía ser utilizado como una excusa para restringir el ejercicio de las libertades individuales.

En el contexto de la campaña electoral, Barral Grigera (2021) interpreta que las intervenciones de *Juntos por el Cambio* en el debate público se sostenían en el ejemplo ofrecido por la elección de Isabel Díaz Ayuso, que el 4 de mayo de 2021 ganaba el gobierno de la ciudad de Madrid tras una campaña en la que afirmaba defender la "libertad", frente a los "confinamientos". De esta manera, el objetivo electoral de *Juntos por el Cambio* consistía –al igual que el *bolsonarismo* en Brasil –, en:

> Politizar la gestión de la pandemia sin ser objeto de los riesgos sanitarios que esa batalla política conlleva. La gran puja política que estableció el macrismo en la gestión de la pandemia es el sostenimiento de las clases presenciales incluso en una situación sanitaria desbordada como la de la Ciudad Autónoma de Buenos Aires, gobernada por el PRO, con más de 1.000 diagnósticos nuevos de COVID-19 por cada 100.000 habitantes en los últimos 14 días y casi 80% de las camas de terapia intensiva del sector público ocupadas (Barral Grigera, 2021).

Por su parte, la diputada nacional del PRO Graciela Ocaña solicitaba el 28 de septiembre de 2021 la suspensión de la compra y elaboración de Sputnik-V "en momentos en que más de 11 millones de argentinos fueron inoculados con dosis (una o dos) de la vacuna producida en Moscú por el Instituyo Gamaleya" (Perfil, 2021).

La crítica de la oposición fue coincidente con la lógica de *porosidad inequitativa* tendiente a *debilitar* el sistema sanitario, a partir de la intensificación de las desigualdades sociales, impulsando, por ejemplo, la compra privada de vacunas.

Producción oficialista de desconfianza y desinformación organizada en Brasil

En Brasil, la política del gobierno de Jair Bolsonaro consistió en obstaculizar la compra de dosis y desalentar la vacunación a partir de la difusión de *noticias falsas*. Ello contribuyó a *debilitar* la adhesión de la población a la campaña de inmunización.

En diciembre de 2020, Bolsonaro criticó la decisión de la Corte Suprema de hacer obligatoria la vacunación contra el coronavirus, debido a que "no toda la población tendrá acceso a ella y criticó con dureza … la inmunización del laboratorio estadounidense Pfizer, de la cual dijo –apelando a la ironía– que puede convertir en un 'yacaré' a las personas por sus efectos colaterales" (La Capital, 2020). En este contexto, la *Comisión Parlamentaria de Investigación* (CPI) del Senado brasileño recomendó acusar al presidente, a cuatro de sus ministros (Marcelo Queiroga, Walter Braga Netto, Onyx Lorenzoni y Walter Rosario) y 61 funcionarios de la Administración, de delitos tales como falsificación de documentos, prevaricación, crímenes de lesa humanidad, violaciones de derechos sociales, incompatibilidad con la dignidad del cargo, incitación al delito y violaciones a la medidas sanitarias preventivas, al colaborar en la propagación de la COVID-19 mediante la promoción de "tratamientos sin base científica, criticando y bloqueando medidas de los gobiernos locales para frenar la propagación y haciendo campañas de desprestigio en contra de las vacunas" (France24, 2021). Bolsonaro afirmó no ser "culpable de absolutamente nada":

Una de las principales conclusiones del documento de 1.180 páginas es que el gobierno brasileño "omitió y optó por actuar de manera no técnica e imprudente en la lucha contra la pandemia… exponiendo deliberadamente a la población a un riesgo concreto de infección masiva". Jair Bolsonaro dice que no se vacunará contra el COVID-19. El informe también critica el desaliento del gobierno de las medidas sanitarias, incluyendo ir en contra de los consejos científicos, incluido el uso de distanciamiento social y el uso de máscaras. El informe denunció lo que dijo era el retraso deliberado del gobierno brasileño en la compra de vacunas y su impulso hacia los llamados tratamientos ineficaces contra COVID-19, como la hidroxicloroquina y la ivermectina (Pedroso, 2021).

Durante una transmisión en sus redes sociales sucedida el 22 de octubre de 2021, el presidente ponía en cuestión la eficacia de las vacunas, debido a que ciertos informes "sugieren que las personas que están completamente vacunadas contra la COVID-19 están desarrollando el síndrome de inmunodeficiencia adquirida (SIDA) mucho más rápido de lo esperado" (BBC, 2021). Los comentarios fueron objeto de judicialización por parte de la Corte Suprema de Brasil, debido a la necesidad de establecer si se encontraban vinculados a grupos partidarios investigados por producir en forma masiva *noticias falsas*: "El grupo, conocido en los medios locales como la Oficina del Odio, ha difundido información errónea a lo largo de la pandemia y ha pedido un golpe militar que le daría a Bolsonaro, excapitán del ejército, poderes ilimitados para gobernar el país" (BBC, 2021). El video de Bolsonaro fue eliminado en todas las plataformas de redes sociales, a lo que se sumó la suspensión de las cuentas de Facebook y de YouTube del presidente, en tanto el juez de la Corte Suprema Alexandre de Moraes iniciaba una investigación en respuesta a la recomendación de la CPI.

En diciembre de 2021, Bolsonaro emprendió una campaña pública de críticas contra los científicos de la Agencia Nacional de Vigilancia Sanitaria por autorizar la vacunación de niños de entre 5 y 11 años, amenazándolos con publicar sus nombres para que la población "los conozca": "Por lo pronto, el juez del Supremo Tribunal Federal (STF), Ricardo Lewandowski, le pidió opinión al fiscal general sobre abrir una causa contra Bolsonaro por la amenaza a los científicos de Anvisa" (Cronista, 2021). En esta línea, Bolsonaro también rechazaba la obligatoriedad de la vacunación contra la COVID-19 como condición para el retorno a las clases presenciales (Bimbi, 2021).

La posición *negacionista* del ejecutivo brasileño *debilitaba* la adhesión de la población a la campaña de vacunación infantil, por la objeción sistemática a la necesidad de la inmunización en niños:

"Le digo a los padres que Pfizer no se hace cargo de efectos colaterales. La propia Anvisa dice que el niño que recibe la vacuna puede sentir falta de aire. Yo les pregunto a ustedes si conocen algún niño de 5 a 11 años que haya muerto por Covid. Yo no conozco", dijo Bolsonaro, obviando el dato de que ya han fallecido 301 chicos de esa franja etaria por la pandemia, según datos oficiales. E insistió: "¿Usted, padre, va a vacunar a su hijo contra algo que es joven por sí solo, que siendo infectado por el virus la chance de morir es casi cero? ¿Qué está por detrás de eso? ¿Cuál es el interés de Anvisa con la vacuna? ¿Cuál es el interés de personas pervertidas por la vacuna? Les pido a los padres que no se dejen llevar por la propaganda. Conversen con sus vecinos, porque muchos niños tuvieron Covid y no les pasó nada", afirmó (Ámbito, 2022).

En febrero de 2022, la Corte Suprema instó al ministro de Salud, Marcelo Queiroga, a corregir directrices que desincentivaban la vacunación infantil, a solicitud del partido opositor *Red Sustentabilidad*. Según Aosfatos (2022), en 1.455 días como presidente, Bolsonaro emitió 6.676 noticias falsas o distorsionadas. En el registro específico de aquellas formuladas sobre el COVID-19, desde enero de 2020 a agosto de 2022 es posible enumerar 2.544 declaraciones[48].

---

[48] Entre las desinformaciones más repetidas sobre la crisis por coronavirus, se encuentran:
139 veces: "Fui rechazado por el Tribunal Supremo Federal [durante la pandemia de Covid-19]". 115 veces: "Siempre he dicho que hay que luchar contra el virus, pero también luchar contra el desempleo en nuestro país" (Aosfatos 2022)

Gráfico H: cantidad de declaraciones falsas o tergiversadas sobre el COVID-19 realizadas por el presidente de Brasil, Jair Bolsonaro, de enero de 2020 a agosto de 2022, por mes

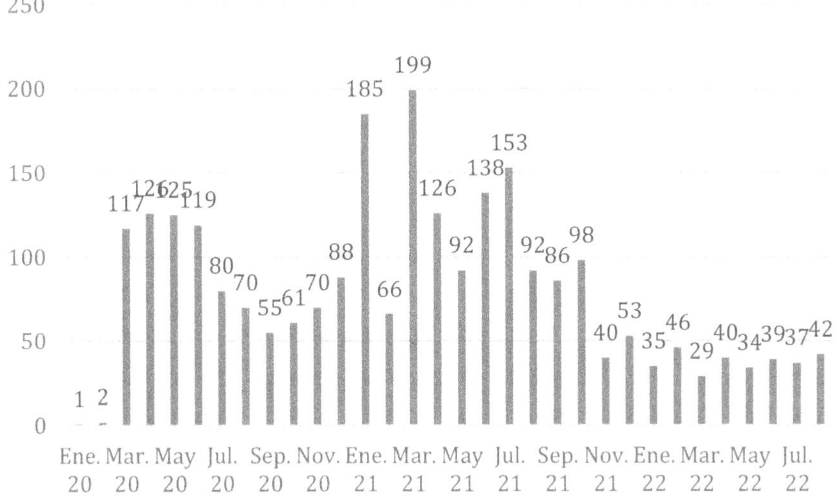

Fuente: Aosfatos.org (2022).

En un documento entregado a la CPI, se subraya que el Ministerio de Salud de Brasil:

Manteniendo tácitamente el negacionismo del presidente, que había llevado a la destitución de los ministros anteriores, utilizando parcialmente y mal los recursos presupuestarios, no previendo ni proporcionando los insumos básicos para el funcionamiento del Sistema Único de Salud (SUS) –crucial en todo caso para enfrentar el Covid-19, a pesar de su crónica falta de financiación–, retrasando la compra de vacunas y la inmunización de la población, el ministro contribuyó decisivamente a la magnitud de la tragedia. El documento concluye con un análisis del no menos fatídico papel del Ministerio de Relaciones Exteriores, que, desde el conflicto con el gobierno chino hasta el aislamiento internacional de Brasil, también contribuyó a los muchos casos y muertes que han ocurrido al pueblo brasileño desde marzo de 2020 (Bahia *et al.*, 2021).

El *negacionismo* bolsonarista *debilitó* la *trayectoria* del SUS, dependiente del campo de disputa política, en un entorno muy *desfavorable* para la construcción de políticas de protección social.

Síntesis de resultados

El análisis de los entornos políticos determinativos de las *trayectorias* de las campañas de inmunización no se diferencia respecto de lo sucedido con las políticas de prevención aplicadas en el año 2020. Sin embargo, los casos de Argentina y Brasil muestran un proceso de judicialización de la disputa y de propagación de *noticias falsas* por parte de los partidos liberal o libertarios y conservadores de derecha (*Juntos por el Cambio* y *La Libertad Avanza,* en Argentina; *Partido Liberal,* en Brasil) con efectos *debilitantes* en la confianza de la población respecto de las medidas de prevención y cuidado posibles.

Políticas sanitarias y entorno político

La relación entre la eficacia y efectividad o la diversidad de las vacunas con la tasa comparada de mortalidad específica parece ser insuficiente como factor explicativo excluyente en la reducción de la mortalidad específica, debido a la necesidad de considerar, también, la disposición de la población a cumplir con las recomendaciones de las autoridades sanitarias, las condiciones materiales y estructurales preexistentes de cada sistema sanitario y el vínculo con sus respectivos *entornos político-económicos*.

La Tabla 34 da cuenta que, en Argentina, pese a la presencia de un entorno político *desfavorable* y a la consecuente dependencia del sistema sanitario respecto del *campo de competencia política*, la tasa de mortalidad (por encima o por debajo del promedio nacional) no puede ser atribuida a las particularidades de una gestión jurisdiccional, sino al marco modélico *top-down* orientador propuesto por la rectoría del Ministerio de Salud de la Nación, así como al criterio federal del gobierno nacional, consistente en reconocer las desigualdades territoriales para la asignación *progresiva* de recursos. En este sentido, los territorios gobernados por el *Frente de Todos, Juntos por el Cambio* u *Otros*, mostraron resultados *análogos*, con una tasa ligeramente mayor de muertes por 100.000 habitantes en los distritos gobernados por *Juntos por el Cambio*.

Tabla 34: tasa de mortalidad por COVID-19 por 100 habitantes, según jurisdicción y hegemonía política gobernante

Jurisdicción	Fallecidos totales	Población estimada 2022	Tasa de mortalidad	Partido gobernante	Voto Diputados 2021 JxC (%)
Buenos Aires	60.588	17.875.743	0,34%	FDT	39,8
CABA	12.753	3.081.550	0,41%	JxC	47,0
Catamarca	796	422.476	0,19%	FDT	37,2
Chaco	2.704	1.227.736	0,22%	FDT	42,8
Chubut	1.669	639.294	0,26%	FDT	37,9
Corrientes	1.818	1.139.604	0,16%	JxC	58,9
Córdoba	7.944	3.835.738	0,21%	Otro	54,0
Entre Ríos	2.906	1.410.908	0,21%	FDT	54,5
Formosa	1.312	614.706	0,21%	FDT	41,4
Jujuy	1.692	787.436	0,21%	JxC	49,0
La Pampa	1.185	364.322	0,33%	FDT	48,0
La Rioja	1.046	403.727	0,26%	FDT	28,0
Mendoza	5.001	2.030.061	0,25%	JxC	49,5
Misiones	935	1.288.476	0,07%	FDT	40,9
Neuquén	2.596	680.726	0,38%	Otro	22,8
Río Negro	2.652	766.387	0,35%	Otro	27,2
Salta	3.504	766.387	0,46%	Otro	30,1
San Juan	1.263	766.387	0,16%	FDT	42,2
San Luis	1.624	520.845	0,31%	FDT	46,1
Santa Cruz	1.105	383.827	0,29%	FDT	35,0

Santa Fe	9.422	3.589.999	0,26%	FDT	40,2
Santiago del Estero	1.364	998.093	0,14%	FDT	13,5
Tierra del Fuego	583	181.983	0,32%	FDT	28,9
Tucumán	3.709	1.734.118	0,21%	FDT	39,9
Total	130.171	46.234.830	0,28%		

Fuente: elaboración propia (2022).

Tabla 35: tasa de mortalidad por COVID-19 por 100.000 habitantes, según partido político gobernante de cada jurisdicción

Gobierno provincial	*Suma de muertes totales*	*Suma de población estimada 2022*	*Tasa de mortalidad por 100.000 de habitantes*
FDT	92.211	32.422.640	284
JxC	21.264	7.038.651	302
Otro	16.696	6.049.238	237
Total general	130.171	45.510.529	

Fuente: elaboración propia (2022).

En Brasil, en cambio, la polarización política y la descoordinación federal –debido al *negacionismo* practicado por el gobierno de Jair Bolsonaro– se tradujo en resultados concretos al momento de evaluar las muertes, según jurisdicción y hegemonía gobernante o afinidades políticas.

Tabla 36: tasa de mortalidad por COVID-19 por 100.000 habitantes, según jurisdicción y hegemonía política gobernante

Estado	Casos	Muertes	Incidencia por 100.000 habitantes	Mortalidad por 100.000 habitantes	Población (en millones)	Partido	Deferencia del gobierno provincial	Voto a Lula en 2022 (%)
AC	158.833	2.040	18.010	231,3	1	PP	Bolsonaro	29,7
AL	335.362	7.203	10.049	215,8	3	MDB	Lula	58,7
AM	624.902	14.419	15.078	347,9	4	PSC	Bolsonaro	51,1
AP	182.518	2.166	21.581	256,1	1	PDT	Lula	48,6
BA	1.769.78	31.235	11.899	210,0	15	PT	Lula	72,1
CE	1.437.986	28.066	15.746	307,3	9	PT	Lula	70,0
DF	888.674	11.838	29.472	392,6	3	MDB	Lula	41,2
ES	1.312.366	14.972	32.657	372,6	4	PSB	Lula	42,0
GO	1.825.687	27.768	26.013	395,6	7	DEM	Bolsonaro	41,3
MA	488.295	11.035	6.902	156,0	7	PCdoB	Lula	71,1
MG	4.086.432	64.474	19.304	304,6	21	NOVO	Bolsonaro	50,2
MS	593.209	10.903	21.346	392,3	3	PSDB	Neutral	40,5
MT	861.837	15.024	24.734	431,2	3	DEM	Bolsonaro	34,9
PA	861.181	18.956	10.010	220,3	9	MDB	Lula	54,8
PB	700.650	10.527	17.437	262,0	4	PSB	Lula	66,6
PE	1.123.596	22.579	11.757	236,3	10	PSB	Lula	66,9
PI	413.535	8.027	12.634	245,2	3	PT	Lula	76,9
PR	2.863.709	45.720	25.046	399,9	11	PSD	Bolsonaro	37,6
RJ	2.702.176	76.513	15.651	443,2	17	PSC	Bolsonaro	43,5
RN	582.723	8.689	16.617	247,8	4	PT	Lula	65,1
RO	472.112	7.400	26.565	416,4	2	PSL	Bolsonaro	29,3
RR	181.277	2.180	29.926	359,9	1	PSL	Bolsonaro	23,2
RS	2.901.027	41.517	25.498	364,9	11	PSDB	Neutral	43,6
SC	1.957.477	22.589	27.321	315,3	7	PSL	Bolsonaro	30,7
SE	358.334	6.490	15.589	282,3	2	PSD	Bolsonaro	67,2
SP	6.317.683	177.439	13.758	386,4	46	PSDB	Neutral	44,8
TO	361.001	4.212	22.952	267,8	2	PHS	Bolsonaro	51,4

Fuente: elaboración propia (2022).

En efecto, los datos indican que, a diferencia de Argentina (con mayor uniformidad en la tasa de mortalidad según las afinidades políticas en las jurisdicciones), en Brasil, con un entorno político desfavorable, hubo una mayor probabilidad de muertes por COVID-19 en jurisdicciones gobernadas por partidos afines a Bolsonaro. Estos resultados coinciden con Xavier *et al.* (2022), que, al analizar 5.570 municipios, concluyen en "que el riesgo de muerte por coronavirus era 44% mayor en aquellos que estaban mejor desarrollados y alineados con el presidente brasileño Bolsonaro" (Mendonça Guimarães *et al.*, 2022).

Tabla 37: tasa de mortalidad por COVID-19 por 100.000 habitantes, según adhesión o deferencia política del partido gobernante en cada Estado

Deferencia	*Suma de muertes*	*Población (millones)*	*Muertes/100 mil habitantes*
Bolsonaro	288.829	78,8	3.665
Lula	175.293	71,3	2.460
Neutral	229.859	60,1	3.826
Total general	693.981	210,1	3.302

Fuente: elaboración propia (2022).

Chile es un caso aparte, principalmente porque no tiene un régimen de gobierno federal. Allí la gestión de las políticas sanitarias fue complementada con un sistema de estímulos transferenciales de recursos, desde la administración de central de Sebastián Piñera, influenciada menos por criterios sanitarios que por afinidades políticas y criterios de porosidad *inequitativa*, por lo que "las ayudas distribuidas desde el nivel central a los gobiernos locales no estuvieron alineadas con la política sanitaria y fue regresiva" (Livert *et al.*, 2021: 12).

Tabla 39: tasa de mortalidad por 100 habitantes, según jurisdicción y hegemonía política gobernante

Jurisdicción	Fallecidos totales	Población 2019 estimada INE	Fallecidos por 100 habitantes	Partido (elecciones regionales 14/7/21)	Votos Boric 2021 (%)
Arica y Parinacota	878	247.036	0,36%	PDC	50,61
Tarapacá	1.155	368.906	0,31%	FA	48,71
Antofagasta	1.921	668.563	0,29%	Indep	59,76
Atacama	699	311.307	0,22%	Indep	65,47
Coquimbo	1.905	821.726	0,23%	Indep	63,28
Valparaíso	6.338	1.935.455	0,33%	FA	59,31
Metropolitana	30.448	7.915.199	0,38%	PDC	60,33
O'Higgins	2.787	978.868	0,28%	PS	57,33
Maule	3.272	1.118.947	0,29%	PDC	48,95
Ñuble	1.282	507.959	0,25%	PS	41,47
Biobío	4.725	1.654.744	0,29%	Indep	48,16
Araucanía	2.846	1.007.965	0,28%	Vamos	39,86
Los Ríos	1.376	403.413	0,34%	PS	50,47
Los Lagos	2.514	884.464	0,28%	PDC	50,03
Aysén	211	106.680	0,20%	PS	56,32
Magallanes	768	175.984	0,44%	PR	61,3

Fuente: elaboración propia (2022).

Tabla 40: tasa de mortalidad por 100.000 habitantes, según adhesión o deferencia política

Deferencia a	Suma de muertes totales	Suma de población estimada 2019	Tasa de mortalidad por 100.000 habitantes
FA	7.493	2.304.361	325
Indep	9.250	3.456.340	267
PDC	37.112	10.165.646	365
PS	5.656	1.996.920	283
SD	768	175.984	436
Vamos	2.846	1.007.965	282
Total general	63.125	19.107.216	330

Fuente: elaboración propia (2022).

En el modelo chileno, con una lógica *top-down* similar a la Argentina, el nivel municipal "quedó completamente supeditado a las instrucciones regionales que entregaban la [Secretaría Regional Ministerial de Salud] y los intendentes regionales" (Montecinos, 2020: 125), aunque fueron los mismos alcaldes los que ejercieron el contrapeso político más significativo contra las directrices nacionales, con exigencias de mayor rigurosidad de las políticas de prevención y de mejor coordinación regional. En definitiva:

a) La rápida coordinación federal del gobierno central argentino (con lógica *top-down* y consenso inicial) y la distribución de bienes y transferencias de dinero a las provincias con criterio sanitario[49] contribuyó a uniformizar la tasa de mortalidad,

---

[49] El 28 de marzo "El Estado nacional explicó que tomó la decisión de regular y centralizar su distribución con el objetivo de lograr una mayor equidad entre todas las provincias en base a las necesidades que cada una vaya teniendo. No obstante, informó que se podrán adquirir respiradores del exterior sin ningún tipo de arancel, tanto para el sector público como privado" (Jujuyalmomento, 2020).

independientemente de la hegemonía política gobernante en el plano local.

b) La polarización política y la descoordinación federal en Brasil, con ejercicio autónomo de los Estados y municipios en la gestión de la pandemia, se tradujo en una mayor tasa de mortalidad en las jurisdicciones cuyos gobiernos adherían a las políticas negacionistas de Bolsonaro.

c) La lenta coordinación federal en Chile (con lógica *top-down* y disenso municipal), distribución regresiva de recursos (sin criterio sanitario), colaboró en presentar tasas de mortalidad regionales heterogéneas, con independencia de la hegemonía o afinidad política gobernante.

Consideraciones finales

En este apartado se propone una elucidación conceptual que evidencia el uso de *desinformación organizada* como herramienta política al servicio de intereses partidarios. Lo significativo del caso radica en el hecho de que no es un medio tradicional de comunicación –*redes sociales*– el soporte desde el que se produce información no contrastada, falacias lógicas y sesgos, que tienen como finalidad fortalecer una posición política propia contraria a las políticas públicas de salud implementadas durante la pandemia. En este sentido, se hace manifiesta la relevancia de la clarificación conceptual como técnica de una epistemología política de la infodemia, a partir de la cual reconocer la intencionalidad de los discursos producidos y, mucho más, las motivaciones de desinformación de agentes que, en el caso argentino, hegemonizan el discurso público, tanto en los medios de comunicación masiva tradicionales como en los de más reciente desarrollo.

Un editorial del diario *La Nación*, publicado el 24 de enero de 2023 y titulado: *Un gobierno vacunado contra la vergüenza: omitir información sobre la planificación, adquisición y distribución de dosis contra el Covid es otro hecho gravísimo en el nefasto manejo de la pandemia*, permite advertir hasta qué punto existe una visible retroalimentación entre los discursos de dirigentes opositores y la producción discursiva de medios presuntivamente "independientes", que operan en favor de intereses asociados a la propagación de lo que la OMS (2021) ha llamado "infodemia". Esta operación mediática ejemplifica, además, el intento de inclusión de la *trayectoria* del sistema sanitario en el *campo de competencia política*, conduciéndolo a un estado de *dependencia* y *debilitamiento*, por su subsunción a la disputa coyuntural entre intereses partidarios que pugnan para que se comprenda a la salud como bien común o como mercancía.

El editorial, además de citar por su nombre y apellido a dirigentes de la oposición (*Juntos por el Cambio*), como fundamento y acto deferencial de confianza, se destaca por constituirse a partir de *noticias falsas*, publicadas sin contrastación, uso de falacias no formales y apelación a la emoción del público, a través de la yuxtaposición de adjetivos descalificantes y acusatorios. Por ejemplo: "escandaloso", "impresentable" y "oprobiosa", refiriéndose a personas; que las autoridades se apartaron "de los procedimientos"; compra de vacunas por "afinidades ideológicas"; desmanejo; irregularidades; gigantesca corrupción; comunicación accidentada, errores de cálculo, falta de estrategias creativas de comunicación; ineficiencia; irresponsabilidad; desfachatez, falta de vergüenza y falta de seriedad.

Más allá de las sutilezas en su redacción, le cabe a la editorial el indudable mérito de resumir casi todas las *noticias falsas* producidas por el entorno político opositor al gobierno argentino referidas a la gestión de la pandemia, lo cual habilita la posibilidad de ordenación de los argumentos, a fin de presentar las pertinentes contrastaciones con evidencia de datos.

El ejercicio a realizar, como parte de las consideraciones finales de este estudio, tiene una finalidad doble: por un lado, explicitar el modo concreto de *debilitamiento* de la *trayectoria* al fortalecimiento del sistema sanitario realizado por agentes políticos, judiciales y mediáticos a través de operaciones desestabilizadoras, con incentivos privatistas de la salud, práctica de *lobby* e intereses electoralistas; por otro lado, completar la comparación de la capacidad de respuesta de los sistemas sanitarios de Argentina, Brasil y Chile, desde la perspectiva de la disputa política local.

Así es que, en primer lugar, la editorial afirma que:

> Una mayoría oficialista en un organismo supuestamente independiente como la Auditoría General de la Nación (AGN) evitó un control más exhaustivo e impuso una inconcebible reserva sobre el informe referido a la compra de vacunas durante la pandemia. Aprobado por unanimidad, la excusa fueron las cláusulas de confidencialidad de los contratos suscriptos entre los laboratorios AstraZeneca UK, AstraZeneca AB-Covax, Serum Institute (vacuna Covishield), Human Vaccine (Sputnik-V) y Sinopharm y el Ministerio de Salud de la Nación, cuya difusión podría eventualmente resultar en sanciones de las farmacéuticas. Los tres auditores de la oposición rechazaron de plano el documento por "limitado, superficial y poco relevante". Las demandas de miembros del Parlamento Europeo lograron que se garantizara la publicidad de los contratos de compras de vacunas, entendiendo que la transparencia debe primar cuando el interés público está en juego (La Nación, 2022).

La propia editorial afirma que el informe fue aprobado por *unanimidad* entre los auditores "oficialistas" y los "opositores", aunque, al hacerlo, contradice lo que el párrafo pretende postular: el rechazo al documento por su carácter "limitado, superficial y poco relevante". El Auditor General, sin embargo, afirmó que no hubo ningún objeto de revisión que condujera a suponer que el Ministerio de Salud hubiera dejado de cumplir con la *Ley de Vacunas*. En efecto, la oposición de *Juntos por el Cambio* le reclamó a la AGN (cuyo objetivo es, precisamente, el control del cumplimiento contable, *legal* y de gestión por parte del Poder Ejecutivo Nacional) *por no violar una ley aprobada por amplia mayoría, con el aval mismo de legisladores de la UCR, PRO y partidos provinciales* "que negociaron en la Comisión de Salud incluir la obligatoriedad de enviar los convenios con *cláusulas de confidencialidad* a las comisiones de Salud de Diputados y Senadores para su tratamiento, en *sesiones secretas*" (Pharmabaires, 2020). La *cursiva* es nuestra. Esta solicitud de confidencialidad hecha por la oposición misma ha quedado plasmada en el texto del artículo 4 de la Ley 27.573 de vacunas destinadas a generar inmunidad adquirida contra el COVID-19, en el que se faculta al Poder Ejecutivo, a través del Ministerio de Salud, a incluir "cláusulas o acuerdos de confidencialidad acordes al mercado internacional de las vacunas destinadas a generar inmunidad adquirida contra la COVID-19, de conformidad con las leyes 27.275, de Acceso a la Información Pública, 26.529, de Derechos del Paciente, y normas concordantes, complementarias y modificatorias". En el artículo 10 se explicita que los contratos debían ser remitidos a la AGN "con los recaudos correspondientes a los fines de respetar las cláusulas de confidencialidad que pudieran incluirse en los mismos", de la misma manera que en el artículo 11 se establece que los contratos debían ser remitidos "a las autoridades de la Comisión de Acción Social y Salud Pública de la Honorable Cámara de Diputados de la Nación y de la Comisión de Salud del Honorable Senado de la Nación con los recaudos correspondientes a los fines de respetar las cláusulas de confidencialidad que pudieran incluirse en los mismos".[50] La reclamación de la oposición política y mediática se torna así violatoria de una ley aprobada con el consenso que *Juntos por el Cambio* contribuyó a forjar, frente a las demandas de *lobby* por inmunidad soberana de la industria farmacéutica internacional y la necesidad estratégica de adquirir vacunas para mitigar la crisis por COVID-19.

---

[50] Entre los considerandos de las Resoluciones 149/2022, 150/2022, 151/2022, 152/2022, 153/2022, 154/2022, 155/2022, 156/2022, 157/2022 y 158/2022 de la AGN, en los que se aprueba el cumplimiento normativo de los contratos celebrados en el marco de la Ley 27.573 con Richmond, Pfizer Inc, Beiking Institute of Biological Products (Covax), Astrazeneca AB (Covax), Moderna, Cansino Biologics, Sputnik-V, Sinopharm International Honkong, Sereum Institute of India Private y Sereum Life Sciences y Astrazeneca UK, se explicita que "Los Auditores Generales Dres. Francisco Javier Fernández, Juan Ignacio Forlón, Gabriel Mihura Estrada y la Auditora General Lic. Graciela de la Rosa solicitan que se mantenga el carácter de reservado del Informe en razón de las cláusulas de confidencialidad contenidas en los contratos, de conformidad con lo dispuesto en los artículos 4° y 10° de la Ley 27.573", aprobándose con la disidencia de los auditores generales Alejandro Nieva, Miguel Ángel Pichetto y Jesús Rodríguez, quienes alegaron que "hay algunas cláusulas que revisten la confidencialidad, pero no todos los contratos" (El Auditor, 2022).

Además, la editorial de *La Nación* emplea *falacias de asociación, imputación por falacia de composición, ad hominem* (abusivo u ofensivo) y *de verdad a medias,* por las que:

a) Intenta hacer creer la verdad acerca de un todo sólo por la verdad acerca de una o varias de sus partes.
b) Desacredita al adversario político.
c) Omite contrargumentos, con el fin de presumir una verdad aparentemente objetiva.

En este caso, ciertos actos irregulares particulares e individualizados, que fueron detectados por la AGN, son utilizados para descalificar la estructura completa del Ministerio de Salud. En rigor:

a) En *4 expedientes* de contratación de bienes y servicios[51] no se verificó que las firmas participantes cumplieran en acompañar los certificados de aprobación de ANMAT, con lo que el editorial generaliza: "*Muchos* de los productos comercializados carecían del certificado de aprobación de la Anmat" (La Nación, 2022). La *cursiva* es nuestra.
b) *La Nación* afirma que: "Se verificaron también *violaciones* de la ley de ética pública en la contratación de servicios provistos por los propios funcionarios del ministerio". La generalización omite que se trató de solo un caso, acreditado en el EX-2020-26872833-APN-SSGA#MS, frente al cual el propio Ministerio varios meses antes había iniciado un Sumario Administrativo para investigar la comisión de presuntas irregularidades o la posible violación de deberes de funcionario público: tal como reconoce la AGN en su informe, inmediatamente "Se suspendió al agente en sus funciones y se procedió a dejar sin efecto la Orden de Provisión" (AGN, 2022: 41).

---

[51] EX-2020-20320314-APN-SSGA#MS; EX-2020-34821230-APN-DCYC#MS; EX-2020-25028695-APNDD#MSYDS; EX - 2020-26871386-APN-SSGA#MS.

c) El editorial incluye una *falacia de la verdad a medias*, cuando afirma que hubo "Falta de control interno en las compras en general, dando origen a diferencias entre lo pagado y lo facturado con un perjuicio para el Estado de más de 53 millones de pesos", y omite el descargo mismo hecho por la Dirección de Contabilidad y Tesorería que respondió a la AGN que "la diferencia en algunos de los casos de referencia se debe a que la dirección realizó compensaciones en procesos de compra. En el descargo, el organismo remite información que justifica los saldos, excepto para el caso del Correo Oficial de la República Argentina S.A. y Andreani Logística S.A. donde manifiesta que 'con relación al monto pendiente de devolución, su recupero se encuentra en trámite'". Por otro lado, la AGN señala que: "De los 374 expedientes de pago analizados, se pudo observar que 10 (2,7 % del total) de ellos contenían diferencias entre el monto de la Orden de Pago y lo facturado por las firmas" (AGN 2022:29).

El mismo editorial contiene una afirmación deliberadamente falsa: en ninguno de los casos el Ministerio de Salud "justificó las irregularidades amparándose en la emergencia sanitaria". De hecho, es la conclusión misma de la AGN la que explicita que el informe *no desconoce* que "la dimensión sin precedentes de la emergencia sanitaria tensionó los mercados de insumos médicos tanto a nivel local como mundial, donde resultaba imprescindible dotar en forma urgente de los elementos de protección al personal de la salud a fin de evitar el colapso del sistema sanitario (…) pudo haber tenido consecuencias en los actos administrativos analizados" (AGN, 2022: 45). Sin embargo, utilizando *falacias ad hominem* (acusatorias), la editorial mencionada establece que "Fuentes de la cartera de Salud, hoy comandada por la heredera del impresentable González García, la también oprobiosa Carla Vizzotti, pretendieron justificar que la situación de emergencia extraordinaria habilitaba apartarse de los procedimientos" (La Nación, 2022). Al menos se puede valorar la moderación del periódico, porque el presidente Milei sería luego menos refinado en sus descalificaciones.

El *cherry picking* practicado por la editorial sesga los datos (con lo que aplica también la *falacia de la evidencia incompleta*): selecciona la información políticamente conveniente para deducir consecuencias éticas, expresadas por medio de la *falacia de conclusión desmesurada y del proton pseudos* (por ejemplo: "Las *escandalosas* conclusiones de los auditores"), para luego *asociar,* de un modo lógicamente inválido, la disputa por el informe de la AGN con *noticias falsas* producidas por la oposición durante la gestión de la pandemia:

a) "No explicaron por qué dejaron pasar la oferta de Pfizer en pleno brote ni se refirieron a los incumplimientos contractuales de entrega de AstraZeneca"; y "Falta de información acerca de si las entregas de vacunas respetaron en tiempo y forma lo contratado". La editorial omite así la sucesión de intercambios y comunicaciones públicas referidas a las negociaciones con Pfizer. En este sentido, el 11 de diciembre de 2020, Ginés González García dirigió una carta al gerente general de Pfizer en Argentina, Nicolás Vaquer, en la que le recordó "la secuencia de acciones que el Estado argentino realizó para facilitar la compra a Pfizer de la vacuna BNT162 de ARNm contra el SARS-COV2 para prevenir la infección COVID-19 en los seres humanos" (INFOBAE 2021). En la misiva (publicada en el programa opositor *La Cornisa*), el exministro señalaba que el gobierno nacional:

> "Manifestó tempranamente interés en el acceso oportuno a la vacuna contra la COVID-19", afirma haber favorecido y promovido la realización de ensayos clínicos de vacunas candidatas y que la primera autorizada fue la de Pfizer. Señala que los borradores iniciales de la negociación estimaban una primera entrega de un millón de unidades durante el último trimestre de 2020, y entre dos y cinco millones durante el primero y segundo trimestre de 2021. "Sin perjuicio de ello y de las condiciones especiales de la oferta y el pliego, incluyendo aspectos logísticos y de mantenimiento de la

cadena de frío en pleno desarrollo, se ofreció remplazar condiciones de indemnidad por una póliza o seguro de caución en Nueva York, pero éstas no fueron aceptadas por Pfizer. En este contexto, se pretendió imponer al Gobierno Argentino que aceptara firmar el contrato en un plazo de una semana, sin contemplar los principios que deben primar en toda la actuación de la Administración Pública". "Distintos proveedores de la industria farmacéutica solicitaron al gobierno argentino condiciones tales como la prórroga de jurisdicción, indemnidad patrimonial y confidencialidad. Entre ellos, Pfizer reclamó además condiciones de inmunidad que exceden las que brinda el Estado argentino a organismos internacionales o programas de organismos multilaterales. Debido a ello, se trabajó ardua y velozmente en obtener los consensos necesarios para que el Congreso sancionara la ley 27.573, que recibió el apoyo de todos los sectores políticos y fuera sancionada por amplia mayoría parlamentaria". "Revisando estrictamente los hechos –expresa Ginés González García en su carta–, puede observarse que las exigencias de Pfizer fueron modificadas sucesivamente, al tiempo que diluía los compromisos de entrega de vacunas en cantidad y plazo. El Estado cada vez asumía mayores compromisos y la empresa hacía cada vez más inciertos los suyos"[52]. El párrafo siguiente manifiesta que el gobierno argentino siempre se mostró dispuesto a allanar el camino y ofrecer soluciones, mientras que "los representantes de Pfizer fueron poniendo condiciones inesperadas y diluyendo los compromisos que asumían". (INFOBAE, 2022)

Además, afirmaba tener la sospecha de que "hay un problema de disponibilidad con lo cual no se animan a firmar el contrato" (Laquidara, 2020). Este último argumento resulta significativo, debido a la posterior denuncia presentada por Josefina de Elizalde –por el espacio antiperonista *Acción Conjunta Republicana*– para que se investigara a los responsables de la firma del acuerdo entre el Gobierno Nacional, la

---

[52] Entiéndase que la referencia de la carta del ministro sería un elemento más para suponer que Pfizer planteaba una dilación de los plazos de entrega porque ya estimaba que tendría dificultades para abastecer la demanda argentina.

Universidad de Oxford y el laboratorio anglosueco AstraZeneca, por la demora en la entrega de 22.429.842 millones de dosis, por la cual el fiscal Marijuán buscaba "determinar si los funcionarios sabían, al momento de firmar el contrato, que Astrazeneca no iba a poder cumplir con los plazos acordados" (Pizzi, 2021). En esta línea, quien luego sería ministra de Salud, Carla Vizzotti, explicaba que:

> El laboratorio AstraZeneca admitió que el retraso con Argentina en la entrega de vacunas es debido a una demora en la producción y a las dificultades para acceder a insumos críticos necesarios en dicho proceso productivo. Estas dificultades no sólo impactaron en el cronograma tentativo de entrega acordado con Argentina; cabe destacar que la mayoría de los países del mundo que suscribieron un acuerdo con este laboratorio manifestaron públicamente su preocupación ante la falta de entrega de dosis. De todas formas, vuelvo a reiterar que las dificultades para escalar la producción y el consecuente retraso en las entregas previstas inicialmente no es un problema propio de AstraZeneca ni exclusivo de Argentina (INFOBAE, 2021).

Evidentemente, el *lobby* de *Juntos por el Cambio* por las negociaciones con Pfizer se contradecía respecto del condicionamiento jurídico mismo, consistente en no firmar acuerdos que no garantizaran la llegada de vacunas (como se observa en el caso de la judicialización de AstraZeneca), en un mercado global con alta demanda de un recurso escaso y en el que "Los países ricos se aseguraron vacunas contra COVID-19 para abastecer 3 veces su población" (INFOBAE, 2021).

El editorial, por tanto, *omite* información sustantiva con lo cual sesga una posición política con intencionalidad desestabilizadora y polarizadora. El hecho ocultado más evidente fue la convocatoria "bajo apercibimiento de ley" que el titular de la Cámara de Diputados, Sergio Massa (con apoyo del *Frente de Todos* y de *Juntos por el Cambio*), para que los principales laboratorios proveedores de vacunas contra la COVID-19 *explicaran* el proceso de distribución de vacunas, contratos y tiempos de entrega. Dicha convocatoria se daba al mismo tiempo que, en los tribunales federales, Omar De Marchi, Waldo Wolff, Alvaro De Lamadrid, María Piccolomini, Francisco Sánchez, Fernando Iglesias,

Ingrid Jetter, Héctor Steffani, Alberto Asseff, Jorge Enríquez y Federico Zamarbide, de *Juntos por el Cambio,* presentaban una denuncia para que "se investiguen las razones por las cuales Argentina no logró contar con vacunas en tiempo y en forma y los motivos por los que no se había logrado un acuerdo con Pfizer":

> En la denuncia se lamentó que "la República Argentina pudo contar con, por lo menos, y en forma anticipada, 38 millones de dosis de vacunas de alta categoría, contando solo a Pfizer y la provisión de Fondo Covax, que hubieran evitado muchísimas muertes que efectivamente ocurrieron, ya que personas que se infectaron de Covid-19, pudieron estar vacunados a tiempo". Y recordó que el laboratorio Pfizer "había ofrecido 13,3 millones de dosis de su vacuna[53] y el fondo Covax de la Organización Mundial de la Salud hasta 25 millones de dosis de vacuna", pero "no se logró contar con esas ni con otras vacunas a tiempo" (Pérez Chiconi, 2021).

Sin embargo, al momento de realizarse la denuncia (junio de 2021), Argentina contaba con 12.695.290 millones de dosis. La editorial omite que, en enero de 2021, la Unión Europea y Canadá ya hacían conocer su malestar contra Pfizer por incumplimiento de las entregas acordadas (La Nación, 2021); Italia demandaba a Pfizer por demorar la entrega de vacunas (Página12, 2021); y en julio, diversos municipios de Chile "se vieron obligados a suspender la vacunación contra el coronavirus por el atraso de la empresa Pfizer para entregar las dosis que están pautadas" (El Ancasti, 2021). Esta enumeración es meramente ejemplificativa, porque hubo cientos de noticias similares en casi todo el mundo. En Brasil, el gobierno de Jair Bolsonaro sugirió la posibilidad de interrumpir las negociaciones con Pfizer "por la exigencia de que la

---

[53] Según pudo saberse por las declaraciones públicas de las autoridades locales de Pfizer, esos 13 millones había sido el primer número que analizaron con las autoridades sanitarias, pero rápidamente habían sido disminuidos a cantidades sustancialmente menores, tal como relataba el ministro González García en su carta. En sus declaraciones en la Cámara de Diputados, el CEO de Pfizer fue ambiguo respecto a esta cuestión. No es posible saber si lo hizo deliberadamente. Pero si hubiera sido preciso, habría desautorizado a los denunciantes.

farmacéutica quede exenta de responsabilidad en relación a eventuales efectos secundarios" (Perfil, 2021), mientras que:

> Según reveló una investigación periodística internacional de una organización inglesa de noticias sin fines de lucro, *The Bureau of Investigative Journalism*, en colaboración con Ojo Público, un medio de comunicación peruano, la empresa farmacéutica estadounidense Pfizer les habría impuesto fuertes exigencias a al menos tres países de América latina, Argentina, Brasil y Perú, en el marco de la negociación de la venta de las vacunas contra el coronavirus. El pedido de la empresa habría incluido la puesta en garantía de activos soberanos, como una especie de "reaseguro" para cubrirse de posibles conflictos legales en el futuro (Perfil, 2021).

De este modo, el editorial de *La Nación* se sostiene en un argumento contrafactual que supondría que la firma con Pfizer hubiera contribuido a "salvar vidas", de lo que se infiere que:

b) Desde el gobierno nacional: "[No explicaron] Las afinidades ideológicas que condujeron a comprar la vacuna que menos vidas salvó en el mundo: la Sputnik". El supuesto sesgo ideológico del gobierno encubre, en el enunciado, la propia afinidad de *La Nación* y de la oposición como instrumentos de *lobby* de Pfizer. A la vez, incluye un *argumentum ad ignorantiam* por la imposibilidad de establecer el número de vidas que cada vacuna, por sí misma, contribuyó a salvar. Aun si se pretendiera establecer una relación lineal-causal entre "vacuna" y "vida salvada", podría señalarse que, al 8 de noviembre de 2021, Argentina había recibido 19.240.765 millones de vacunas Sputnik-V; al 5 de noviembre, 30 millones de Sinopharm; 19.912.000 de Oxford/AstraZeneca; 3.500.000 de Moderna; y 7.977.060 de Pfizer.

Tabla 41: vacunas contra el coronavirus administradas en el mundo, al 27 de noviembre de 2022, según número de países

Laboratorio	*Cantidad de países*
Oxford-AstraZeneca	185
Pfizer-BioNTech	165
Moderna	114
Johnson&Johnson	103
Sinopharm-Beijing	72
Sinovac	41
Sputnik-V	35
Novarax	33
Bharat Biotech (Covaxin)	31
CanSino	27
Sputnik Light	6
Abdala	4
Soberana 02	3
Sinopharm-Wuhan	3
QazVac	2
Vector Institute (EpiVacCorona)	2
KoviVac/Chumakov	1
Medicago	1
IMBCAMS	1
KCONVAC	1
Soberana Plus	1
Corbevax	1
COViran Barekat	1
Valneva	1
Medigen	1
Turkovac	1
ZF2001	1

Fuente: *The New York Times* (2021).

La editorial subestima el rol de Sputnik-V, una de las diez vacunas más utilizadas en el mundo, por la afinidad ideológica encubierta de sus autores con vacunas que no demostraron ni mejor ni peor eficacia o efectividad, o mejor distribución.

c) La editorial afirma que Argentina tuvo "Un confinamiento que largamente superó el promedio de otros países"; y que "El gobierno condenó a un largo encierro a la población". Sin embargo, sesga el dato a una lectura centralista limitada a lo ocurrido en el Área Metropolitana de Buenos Aires que invisibiliza que desde el 11 de abril de 2020 se inició un proceso gradual, progresivo y federal de aperturas (de un régimen de confinamiento *universal* a otro *direccional*), según grado de riesgo biológico y fases. En efecto, el grado máximo de rigurosidad de las políticas de prevención estuvo vigente desde el 20 de marzo (Decreto 297/2020) hasta el 8 de junio (Decreto 520/2020), es decir, durante menos de tres meses, sin explicitar el previo establecimiento de protocolos de apertura en zonas urbanas con más de 500.000 habitantes (Decretos 355/2020; 408/2020; 459/2020; 493/2020). Además, a partir del 12 de abril de 2020, el Decreto 355/2020 habilitó a los gobiernos provinciales a tramitar excepciones al ASPO y a la prohibición de circular del "personal afectado a determinadas actividades y servicios, o a las personas que habiten en áreas geográficas específicas y delimitadas". Es posible recapitular la normativa referida a las medidas sanitarias aplicadas, para advertir que la construcción mediática de "la cuarentena más larga del mundo" se inscribió como marcador discursivo de una estrategia comunicacional con intencionalidad *debilitante* de la estrategia de prevención primaria y, en definitiva, de la gestión sanitaria.

Tabla 41: medidas sanitarias aplicadas por el Estado nacional en el período 2020-2021

Normativa	Publicación	Título
DNU 260/2020 – Ejecutivo Nacional	12/3/2020	Emergencia sanitaria
Resolución 108/2020 - Ministerio de Educación	15/3/2020	Suspensión del dictado de clases presenciales
DNU 274/2020 – Ejecutivo Nacional	16/3/2020	Prohibición de entrada de extranjeros no residentes
Resolución 207/2020 - Ministerio de Trabajo y Empleo de la Nación	16/3/2020	Suspensión de asistencia al lugar de trabajo por el plazo de 14 días
DNU 297/2020 – Ejecutivo Nacional	20/3/2020	Aislamiento Social Preventivo y Obligatorio (ASPO)
Comunicación "A" 6942 - Banco Central de la República Argentina	20/3/2020	Virtualización de servicios financieros
DNU 310/2020 – Ejecutivo Nacional	24/3/2020	Ingreso Familiar de Emergencia (IFE) para desocupados, trabajadores informales, monotributistas y trabajadores de casas particulares
DNU 311/2020 – Ejecutivo Nacional	25/3/2020	Suspensión de cortes de servicios (electricidad, gas, agua, telefonía, Internet y TV por cable)
DNU 313/2020 – Ejecutivo Nacional	27/3/2020	Prohibición de entrada al país de argentinos y residentes
DNU 320/2020 – Ejecutivo Nacional	29/3/2020	Suspensión de desalojos (hasta el 30 de septiembre)
DNU 325/2020 – Ejecutivo Nacional	31/3/2020	Prórroga ASPO hasta 12 de abril
DNU 332/2020 – Ejecutivo Nacional	1/4/2020	Programa de Asistencia de Emergencia al Trabajo y la Producción (ATP)
DNU 355/2020 – Ejecutivo Nacional	11/4/2020	Prórroga ASPO hasta 26 de abril, con inicio de aperturas, según región geográfica y a solicitud de gobernadores
DNU 408/2020 – Ejecutivo Nacional	26/4/2020	Prórroga de ASPO en regiones urbanas de más de 500.000 habitantes y establecimiento de sistema de fases (confinamiento universal-direccional)

		con DISPO en el resto del país
DNU 459/2020 – Ejecutivo Nacional	11/5/2020	Prórroga de ASPO en el AMBA hasta 24 de mayo, con aprobación de protocolos de apertura en conglomerados urbanos de más de 500.000 habitantes
DNU 493/2020 – Ejecutivo Nacional	25/5/2020	Prórroga de ASPO en AMBA hasta el 7 de junio, con protocolos de apertura en conglomerados urbanos de más de 500.000 habitantes
DNU 520/2020 – Ejecutivo Nacional	8/6/2020	Distanciamiento Social Preventivo y Obligatorio (DISPO), con excepción de San Fernando (Chaco), Rawson (Chubut), Bariloche y General Roca (Río Negro), zona urbana de la ciudad de Córdoba y de Buenos Aires, que permanecen en ASPO
DNU 576/2020 – Ejecutivo Nacional	29/6/2020	Prórroga de DISPO hasta el 17 de julio, con excepción de la zona urbana de la ciudad de Neuquén, General Roca (Río Negro), Ciudad de Buenos Aires y 35 partidos bonaerenses
DNU 605/2020 – Ejecutivo Nacional	18/7/2020	Prórroga de DISPO hasta el 2 de agosto, con excepción de San Fernando (Chaco), Jujuy, 35 partidos bonaerenses y Ciudad de Buenos Aires.
DNU 641/2020 – Ejecutivo Nacional	2/8/2020	Prórroga de DISPO hasta el 16 de agosto, con excepción de AMBA, 35 partidos bonaerenses, Jujuy, los departamentos de Atreucó, Catriló, Capital y Toay (La Pampa), Güer Aike (Santa Cruz), Río Grande (Tierra del Fuego, Antártida e Islas del Atlántico Sur).
DNU 677/2020 – Ejecutivo Nacional	16/8/2020	DISPO
DNU 700/2020 – Ejecutivo Nacional	27/8/2020	ASPO en el Departamento de Gualeguaychú
DNU 714/2020 – Ejecutivo Nacional	31/8/2020	DISPO

DNU 754/2020 – Ejecutivo Nacional	20/9/2020	DISPO
DNU 792/2020 – Ejecutivo Nacional	12/10/2020	DISPO
DNU 814/2020 – Ejecutivo Nacional	26/10/2020	Se establece la medida de "distanciamiento social, preventivo y obligatorio" para todas las personas que residan o transiten en los aglomerados urbanos, partidos y departamentos de las provincias argentinas en tanto estos verifiquen en forma positiva la totalidad de ciertos parámetros epidemiológicos y sanitarios
DNU 985/2020 - Ejecutivo Nacional	11/12/2020	Incorporación de Ciudades de Rawson y de Trelew a ASPO
DNU 67/2021 – Ejecutivo Nacional	30/1/2021	Prórroga del DISPO hasta el 28 de febrero
DNU 125/2021 – Ejecutivo Nacional	27/2/2021	Prórroga del DISPO hasta el 12 de marzo
DNU 168/2021	13/3/2021	Prórroga del DISPO hasta el 9 de abril de 2021
DNU 235/2021 – Ejecutivo Nacional	8/4/2021	Suspensión de actividades sociales y restricción a la circulación de 0 a 6 horas
DNU 241/2021 – Ejecutivo Nacional	15/4/2021	Suspensión de actividades sociales y restricción a la circulación de 0 a 6 horas
DNU 334/2021 – Ejecutivo Nacional	22/5/2021	Confinamiento por nueve días
DNU 455/2021 – Ejecutivo Nacional	9/7/2021	Medidas generales de prevención
DNU 494/2021 – Ejecutivo Nacional	7/8/2021	Medidas generales de prevención
DNU 678/2021 – Ejecutivo Nacional	1/10/2021	Medidas generales de prevención

Fuente: elaboración propia (2023).

Por otro lado, al evaluar la movilidad comunitaria COVID-19 a "lugares de trabajo" (Gráfico I) formulada por Google Maps (usando datos anónimos de usuarios), se advierte el gradual y progresivo restablecimiento de la actividad económica, de acuerdo con la

implementación de una cuarentena *direccional* y focalizada, según fases
y riesgo biológico regional:

> Este conjunto de datos de Google mide el número de visitantes en
> categorías específicas de ubicación (p. ej., supermercados, parques,
> estaciones de tren) todos los días y compara este cambio en relación con
> los días de referencia antes del brote de la pandemia. Los días de
> referencia representan un valor normal para ese día de la semana y se
> dan como el valor medio durante el período de cinco semanas del 3 de
> enero al 6 de febrero de 2020. Medirlo en relación con un valor normal
> para ese día de la semana es útil porque las personas obviamente, a
> menudo tienen rutinas diferentes los fines de semana en comparación
> con los días de semana (Ritchie, 2023).

El carácter centrista de la expresión "cuarentena más larga del
mundo", utilizada por el editorial de *La Nación* citado para describir el
grado de restricción de las medidas sanitarias, obedecería, en cierta
medida, al hecho por el que la Ciudad de Buenos Aires demoró un
tiempo mayor que el resto del país, en general, y a conglomerados de
más de 500.000 habitantes, en reestablecer la circulación a lugares de
trabajo. En este sentido, la movilidad reducida en CABA y GBA
respondería a la existencia de una infraestructura tecnológica y tipo de
producción centrada en la oferta de servicios que contribuyó a
maximizar las posibilidades del teletrabajo, lo que es confirmado por el
PEI: "Los datos muestran que la región con mayor tasa de teletrabajo
intrarregional, y muy superior al promedio de todo el país (12,8%), en
el tercer trimestre de 2020 fue CABA (26,2%), lo cual se explica por el
peso de los servicios en su actividad económica" (CEP, 2021: 31).

d) El editorial citado define que hubo: "Un número de fallecidos
por millón de habitantes que nos ubica entre las peores 12
naciones": tal como se explicita en este capítulo, al 31 de
diciembre de 2022 la Argentina se ubicaba en el puesto 27 (de
50 países), con una tasa de mortalidad por millón de habitantes
inferior a países como: *Perú*, Croacia, República Checa,

Lituania, Grecia, Estados Unidos, Chile, Brasil, Gran Bretaña, Polonia, Italia, Armenia y Bélgica. Una vez más, la editorial presenta una *noticia falsa*, sin advertir tampoco que en el año 2022 en Argentina se redujo en un 80% la mortalidad por COVID-19.

e) El editorial afirma que Argentina presentó: "Una caída de la actividad económica también muy por encima de la registrada en la región": si bien la aseveración es correcta, se encuentra restringida al año 2020 (caída del 9,9%), cuando el gobierno nacional debió afrontar dos procesos de reestructuración de deuda con acreedores privados y el FMI, debido al estado de *default* en que recibió la economía por parte de *Juntos por el Cambio*. En efecto, en febrero de 2020, el FMI comunicaba que la deuda argentina no era sostenible (France24, 2020), en un escenario macroeconómico de elevada inflación, que se deterioraría por efecto de la pandemia por COVID-19. Sin embargo, el editorial omite el acuerdo alcanzado con tenedores de bonos, FMI y Club de París, así como la posterior recuperación de la economía, con un crecimiento de 10,3% en 2021, mientras en 2022:

> La economía argentina continúa sosteniendo el nivel de actividad. Así lo muestran los datos del segundo trimestre del Producto Interno Bruto (PIB), que se expandió por cuarto trimestre consecutivo y creció 6,9% respecto al mismo periodo de 2021 y 5,7% respecto a 2019, según el INDEC. De esta manera, según el Panorama Productivo del Centro de Estudios para la Producción (CEP XXI), el primer semestre se ubicó 6,5% por encima de los primeros seis meses del año pasado y 3% por encima de dicho periodo de 2019" (Argentina, 2023).

En este sentido, el crecimiento de la economía en 2021 y 2022, con el proceso de vacunación iniciado, superaba incluso las cifras previas a la pandemia del gobierno de *Juntos por el*

Cambio.

Por otro lado, el editorial elude un sencillo contraejemplo: señalar el nivel de actividad económica de los países en los que no hubo coordinación nacional en la gestión de la pandemia durante el año 2020.

Tabla 42: nivel de actividad en países sin coordinación nacional de estrategia contra la COVID-19 (2020)

País	Caída del PIB (%)
Brasil	-6,0%
Estados Unidos	-3,7%
Gran Bretaña	-11,2%

Fuente: previsiones de diciembre de 2020 (Statista, 2020 a partir de datos de la OCDE).

La caída del PIB en países con políticas *negacionistas* demuestra que el deterioro de las economías no dependió estrictamente de las medidas sanitarias aplicadas, sino del desarrollo mismo de la pandemia como fenómeno de emergencia inédita.

f) "Más de 130.000 fallecidos por Covid nos recordarán siempre la ineficiencia, irresponsabilidad y desfachatez del gobierno": en este caso, el empleo de un *argumentum ad misericordiam* apela en el editorial a los sentimientos de la audiencia para justificar, con una falacia *post hoc ergo propter hoc,* la consecuencia lógica del argumento ("irresponsabilidad y desfachatez"), sin contextualizar la cifra de acuerdo con las tasas acumuladas de mortalidad específica comparadas (2020-2022), equivalentes en Argentina a 2.866 muertes por millón de habitantes; en Brasil a 3.190; y, en Chile a 3.281.

La omisión de fuentes o de referencias para sostener las pretensiones de verdad objetiva de los argumentos es lo que transforma al enunciado del editorial en una típica estrategia de *desinformación organizada.* Pues, de haber actuado con una ética profesional *de mínima*, sus autores debieran haber accedido a los porcentajes de *exceso de mortalidad*, en orden a evaluar de manera más satisfactoria la gestión sanitaria realizada por el gobierno, en perspectiva comparada.

La cifra de 130.000 fallecidos, por sí misma, no explica el grado de eficacia de la capacidad de respuesta del sistema sanitario o de las estrategias empleadas por los gobiernos. En cambio, el porcentaje de *exceso de mortalidad* "es una medida más objetiva y contrastable que tiene en cuenta los efectos directos e indirectos de la pandemia" (OMS, 2023) y contribuye a mejorar la vigilancia epidemiológica y las estrategias de atención primaria de la salud. A partir de datos de la OMS (2022), se observa que, en el período 2020-2021 (en el que se dio el mayor número de muertes asociadas al COVID-19), Argentina se posicionó en el puesto 31 (de 48 países evaluados), con un 12% de exceso de mortalidad.

Tabla 43: *exceso de mortalidad* en 2020 y 2021

ID	Países	Exceso de muertes por COVID-19 (%) (2020-2021)
1	Perú	97%
2	Ecuador	51%
3	Bolivia	49%
4	México	41%
5	Azerbaiyán	35%
6	Colombia	33%
7	Rusia	31%
8	Turquía	30%
9	Kazajstán	29%
10	Irán	29%
11	Indonesia	28%
12	India	26%
13	Guatemala	25%
14	Brasil	24%
15	Sudáfrica	23%
16	Egipto	21%

17	Irak	20%
18	Rumania	20%
19	Jordán	20%
20	Polonia	19%
21	Chile	17%
22	Ucrania	17%
23	Argelia	17%
24	República Checa	16%
25	Túnez	16%
26	Estados Unidos	15%
27	Uzbekistán	13%
28	Italia	12%
29	Reino Unido	12%
30	España	12%
31	Argentina	12%
32	Filipinas	12%
33	Alemania	11%
34	Países Bajos	9%
35	Portugal	9%
36	Bélgica	8%
37	Grecia	8%
38	Francia	7%
39	Suecia	6%
40	Canadá	4%
41	Malasia	2%
42	Kenia	2%
43	Corea del Sur	1%
44	Tailandia	1%
45	China	0%
46	Japón	-1%
47	Sri Lanka	-3%
48	Australia	-4%

Fuente: *The New York Times* (2023), a partir de OMS (2022): solo se incluyen países con poblaciones superiores a 10 millones.

Así, la gestión sanitaria de la pandemia en Argentina alcanzó un exceso de muertes inferior a cinco países de altos ingresos (Rumania, Polonia, Chile, República Checa y Estados Unidos) y análogo a cinco de ellos (Italia, Reino Unido, España y Alemania). Estos datos permiten obtener una descripción más satisfactoria y no sesgada del resultado cuantitativo –en términos de comparación– de la gestión sanitaria llevada a cabo.

Por otro lado, la Tabla 44 permite inferir que Argentina (en el período 2020-2021), con el menor índice de Gini de entre los países seleccionados, ha obtenido también el menor porcentaje de exceso de muertes de Latinoamérica (considerándose sólo los países con poblaciones superiores a 10 millones de habitantes), hecho que coincide con el estudio de Amnistía Internacional (2022) que establece una asociación entre letalidad y desigualdad.

Tabla 44: muertes por encima de lo normal en 2020 y 2021, en Latinoamérica

ID	Países	Exceso de muertes por COVID-19 (%) (2020-2021)	Índice de Gini
1	Perú	97%	43,8%
2	Ecuador	51%	47,3%
3	Bolivia	49%	43,6%
4	México	41%	45,4%
5	Colombia	33%	54,2%
6	Guatemala	25%	48,3%
7	Brasil	24%	48,9%
8	Chile	17%	44,9%
9	Argentina	12%	42,3%

Fuente: *The New York Times* (2021), a partir de OMS (2022): solo se incluyen países con poblaciones superiores a 10 millones.

En definitiva, la desarticulación de *noticias falsas* permite elucidar y contrastar los datos presentados en este capítulo, teniendo en consideración un estado político-económico coyuntural, determinado por:

a) La crisis de deuda y escenario macroeconómico de elevada inflación producida por el gobierno de *Juntos por el Cambio* entre 2015 y 2019, que condicionó las posibilidades de establecer mejores estrategias de protección socioeconómica ante la crisis sanitaria.

b) El estado de *trayectoria* debilitante del sistema sanitario, desfinanciado y degradado por *Juntos por el Cambio* en su función de rectoría a secretaría, que requirió de una reversión de la *trayectoria* hacia el *fortalecimiento*.

c) La producción de *noticias falsas* como estrategia comunicacional con interés electoralista de la oposición política, mediática y judicial, *debilitantes* de las estrategias de prevención primaria propuestas.

El entorno político-económico *desfavorable* ha sido común a los tres países seleccionados, aunque al considerar el *exceso de mortalidad* como parámetro de comparación, la gestión sanitaria argentina es la que ha alcanzado, en Latinoamérica, los resultados más satisfactorios.

Si se tiene en cuenta que "en una pandemia, son los más vulnerables los que más sufren todo tipo de dificultades, desde el acceso al diagnóstico, la adopción de medidas adecuadas de distanciamiento físico, hasta la inestabilidad económica. Al final, el alineamiento político con el negacionismo es una forma de oprimir y subyugar a los individuos con mayor vulnerabilidad social" (Mendonça Guimarães *et al.*, 2022), se hace evidente que las políticas *negacionistas* propuestas por el bolsonarismo y el conservadurismo de *Juntos por el Cambio*, *La Libertad Avanza* y *Renovación Nacional* han contribuido a incrementar las desigualdades y han expuesto al virus a los sectores en mayor situación de vulnerabilidad socioeconómica:

a) En Argentina, el 85% de los casos de COVID-19 se han presentado en personas que viven en el área metropolitana de Buenos Aires (AMBA): "Sin embargo, no todas las personas del

AMBA están igualmente expuestas al contagio: los datos disponibles para la Ciudad Autónoma de Buenos Aires muestran que las tasas de contagio y mortalidad en barrios informales o asentamientos superan ampliamente las tasas registradas en los barrios formales de la Ciudad" (CIPPEC, 2020), un distrito gobernado por *Juntos por el Cambio* desde el año 2007.

b) En Brasil, como indagó Xavier *et al.* (2022), el riesgo de padecer COVID-19 era un 44% mayor en los municipios negacionistas.

c) En el Área Metropolitana de Santiago, al 30 de septiembre de 2020 "el COVID-19 se constituyó en la primera causa de muerte (…) los más afectados son los estratos de menores ingresos, en que el impacto en la mortalidad y la esperanza de vida ha sido muy superior al registrado en la población de altos ingresos" (Canales, 2020: 23).

La relación entre desigualdad y letalidad es correlativa a la asociación entre las políticas *negacionistas* y los partidos que en Argentina, Brasil y Chile *debilitaron* la capacidad de respuesta a la pandemia, a favor de intereses político-electoralistas o económicos, haciendo uso de la *infodemia* como estrategia de desestabilización.

Esta situación política coyuntural subsumió a los sistemas sanitarios a un campo de disputa y obstaculizó parcial o completamente las condiciones de posibilidad para la institución de esquemas de acceso con *porosidad* equitativa, lo que evidencia que la construcción de sistemas nacionales de salud independientes del *campo de disputa política* requiere del desarrollo de políticas que promueven la justicia social como *condición necesaria* para incrementar la capacidad de respuesta en futuras pandemias, tal como lo demuestra, en América Latina, la eficacia del modelo argentino, si se considera la reducción de la tasa de muertes por millón de habitantes y el *exceso de muertes* como parámetros de comparación.

En su conjunto, este capítulo ha analizado las políticas de prevención contra la COVID-19 y el impacto del discurso político de la *derecha alternativa*, explorando posibles correlaciones entre estos discursos y el aumento en el número de muertes e infecciones durante la pandemia. En este sentido, la oposición a las medidas sanitarias, promovida tanto por sectores antivacunas como por la derecha (especialmente, en Argentina y Brasil), jugó un papel crucial en la producción y consumo de desinformación, el debilitamiento de las estrategias de vacunación y la propagación del virus.

Una de las premisas centrales del capítulo supone que el discurso antivacunas y de la *derecha alternativa* no constituye solo una postura ideológica, sino que ha tenido consecuencias directas en términos de vidas humanas perdidas. Durante el periodo crítico de la pandemia (2020-2021), las políticas negacionistas de gobiernos como el de Brasil, liderado por Jair Bolsonaro, y la desconfianza activa hacia las autoridades sanitarias y las vacunas en sectores políticos de Argentina y Chile alentaron a la población a rechazar las medidas de vacunación y prevención. Esto resultó en una mayor tasa de infección, hospitalización y muerte, particularmente en sectores sociales en situación de vulnerabilidad, incluso en quienes no se vieron influenciados por estas narrativas.

La relación entre los discursos antivacunas y de la *derecha alternativa* se manifiesta en la difusión de teorías conspirativas que sugieren que las vacunas son un instrumento de control o que los gobiernos han exagerado la gravedad del virus para restringir las libertades individuales. Estas teorías, sin posibilidad de contrastación científica (y por ello *irrefutables*), generaron un contexto de desconfianza y resistencia hacia la vacunación masiva (retroalimentando el discurso autoconfirmatorio y conspirativo), lo cual afectó gravemente la salud pública.

Además, el capítulo demuestra, *a través de datos contundentes y cifras verificadas*, que *la vacunación fue altamente eficaz para reducir tanto la mortalidad como el número de infecciones*. En este sentido, según los indicadores y estudios analizados, los países que implementaron programas de vacunación temprana y extensa lograron reducir significativamente las tasas de mortalidad a partir de 2021. Por ejemplo, los datos comparativos entre Argentina, Chile y Brasil muestran que aquellos gobiernos que promovieron la vacunación masiva lograron salvar miles de vidas y controlar mejor la propagación del virus.

Este contraste entre la eficacia de las vacunas y el discurso negacionista es significativa: mientras los países que adoptaron una estrategia científica basada en la vacunación obtuvieron mejoras sustantivas en la salud de su población, aquellos influenciados por el discurso antivacunas y de la *derecha alternativa* experimentaron altos índices de mortalidad, como lo evidencia el caso de Brasil, sin por ello obtener beneficios en términos de PBI. Se puede concluir, sin lugar a duda, que *las políticas negacionistas y antivacunas, basadas en teorías conspirativas, matan.* En otras palabras, *los sectores que desinformaron activamente y promovieron la resistencia a las estrategias de prevención primaria y a las vacunas contribuyeron directamente al aumento de las muertes por COVID-19.*

La evidencia empírica analizada en el capítulo refuerza este punto: las políticas sanitarias que fomentaron la vacunación lograron controlar la crisis, mientras que las narrativas antivacunas socavaron estos esfuerzos y causaron daños irreparables. Estas narrativas, con base en falacias, miedo irracional y manipulación ideológica, son responsables de un número significativo de fallecimientos que podrían haber sido evitados. Por esto, el discurso antivacunas promovido por la derecha no consiste simplemente en una diferencia de opinión política: se trata de un discurso que incrementó el número de muertes, por rivalizar sin contrastación científica contra las políticas de salud pública implementadas en el orden global.

En definitiva, *la desinformación mata,* y el compromiso con la ciencia es vital para salvar vidas en tiempos de crisis. Los sectores que promueven teorías conspirativas y rechazan la evidencia científica deben ser confrontados con los hechos: las políticas de prevención (incluida la inmunización) han funcionado, y cualquier postura que promueva lo contrario debe ser contrastada.

En definitiva, la *irrefutabilidad* del discurso antivacunas y de la *derecha alternativa* es lo que determina su carácter acientífico o pseudocientífico: el carácter irrefutable del discurso negacionista no solo lo hace difícil de confrontar, sino que también amplifica su poder destructivo. Al ser inmodificable por evidencia y ajeno a la lógica crítica, se convierte en un sistema cerrado, impermeable a la crítica racional. Esto, indefectiblemente, tiene consecuencias directas en la salud pública, ya que fomenta el rechazo a las políticas de prevención, a la vacunación masiva y a las medidas de protección sanitaria.

Las políticas *negacionistas* impulsadas por la *derecha alternativa* no solo producen desconfianza y desinformación organizada hacia las vacunas, sino que también aumentan el riesgo de infección y muerte en la población. Al *negar* el acceso a una discusión basada en hechos y evidencia científica, estos discursos facilitan la proliferación de teorías conspirativas que impactan negativamente en la respuesta social a crisis sanitarias como ha sucedido durante la pandemia de COVID-19.

CAPÍTULO VII

Prototipo de Intérprete de Discursos Antivacunas (IDApp 1.0)

En este capítulo, se sintetizan los pasos realizados para producir el prototipo de IDApp 1.0, con el que se pretendió alcanzar la automatización de la identificación y lectura de segmentos de texto co-producidos por comunidades antivacunas en redes sociales. Por caso, la metodología que se explicita es susceptible de ser replicada en estudios de diseño flexible, alcance exploratorio-descriptivo y abordaje cualitativo, que utilicen la codificación abierta, selectiva y teórica para el procesamiento de los datos recolectados en temáticas similares.

Proceso de producción de IDApp 1.0

Vale pues, que el IDApp es un aplicativo consecuente resultante del proceso de codificación y elucidación de las relaciones lógicas del discurso de antivacunas en redes sociales, con lo que, en primer lugar, es preciso señalar estos pasos como sustantivos al momento de automatizar la herramienta de detección:

a) Codificación abierta, selectiva y teórica de segmentos textuales de antivacunas en redes sociales.
b) Elucidación de las relaciones lógicas de los discursos elaborados.

Con esto, se ha precisado la necesidad de diseñar una herramienta multiusuario en JavaScript, que contenga un diccionario general con la ontosemiótica prosumida por antivacunas en las redes sociales, con el fin de identificar las categorías a las que se ajustan los segmentos de texto incorporados, así como la clave de interpretación lógica. De esta manera, la escritura básica del código supone incorporar un *input* en contenedor para ingresar los segmentos de texto:

```html
<body>
 <div class="container">
  <h1>IDApp 1.0</h1>

  <!-- Input del usuario -->
  <div class="user-input">
   <p>Ingrese un segmento de texto para interpretar:</p>
   <textarea id="userInput" placeholder="Escriba el enunciado aquí..."
style="width:100%; height:100px;"></textarea><br>
   <button onclick="analyzeStatement()">Interpretar</button>
  </div>

  <!-- Resultado -->
  <div id="resultContainer" class="results"></div>
```

En tanto, la interpretación asocia el texto ingresado por el usuario de acuerdo con su pertenencia a las siguientes categorías "const categories =" y "explanation".

```javascript
  <!-- Código JS -->
  <script>
   // Diccionario de categorías con palabras clave y explicaciones
   const categories = {
    'Efectos adversos': {
     keywords: ['enferman', 'matan', 'autismo', 'trastornos', 'muertes',
'súbitas', 'enfermedad', 'infarto', 'sarampión', 'viruela', 'pandemias',
'nuevas', 'enfermedades', 'parálisis', 'cáncer', 'autoinmunes', 'problemas',
'cardíacos', 'virus', 'coágulos', 'trombosis', 'infartos', 'muerte', 'linfoma',
'tumor', 'óseo', 'cerebral', 'alérgicas', 'neuropsiquiátricas',
'neurodesarrollo', 'insuficiencia', 'ovárica', 'provocan', 'producen',
'discapacidad', 'relacionadas', 'aumento', 'miocarditis', 'diseñadas',
'reducir', 'fertilidad', 'mujeres', 'hijo', 'desarrolló', 'recibir', 'meses',
'aumentan', 'infertilidad', 'efectos', 'adversos', 'tumores', 'parálisis',
'neurológicos', 'mutaciones', 'genéticas', 'niños', 'crónicas',
```

'neurodegenerativas', 'desarrollo', 'alergias', 'complicaciones', 'graves',
'provocada', 'respiratorios', 'virales', 'población', 'vacunada', 'riesgo',
'facial', 'derrames', 'cerebrales', 'discapacidades', 'permanentes',
'incidencia', 'inmunológicas', 'encefalitis', 'provocadas', 'secuela',
'vacunación', 'empeoramiento', 'salud', 'menstruación', 'COVID',
'elementos', 'masculina', 'vacunados', 'muriendo', 'secundarios',
'peligrosas', 'irreparables', 'venenosas', 'digestivos', 'deficiencia',
'inmunológica', 'irreversibles', 'mortalidad', 'matar', 'enfermar',
'esterilizan', 'esterilizar', 'casos', 'crónicas', 'sistema', 'diagnosticado',
'aumentó', 'peligro', 'varicela', 'autismo', 'provocadas', 'coágulos',
'mutaciones', 'inmunológicas', 'miocarditis', 'encefalitis', 'vacunación',
'provocan', 'facial', 'graves', 'alérgicas'],

explanation: 'Este enunciado sugiere que las vacunas pueden causar
enfermedades o, incluso, la muerte. Los <strong>efectos
adversos</strong> se refieren a las reacciones no deseadas que pueden
surgir después de la administración de una vacuna. Estos efectos pueden
variar desde reacciones leves, como dolor en el sitio de la inyección o
fiebre leve, hasta eventos más graves, aunque extremadamente raros,
como reacciones alérgicas severas. En los discursos
<strong>antivacunas</strong>, los efectos adversos son presentados
como una prueba de que las vacunas son peligrosas, sugiriendo que
causan <strong>enfermedades graves</strong>, como
<strong>autismo</strong>, <strong>trastornos neurológicos</strong>,
o <strong>muerte súbita</strong>. Sin embargo, la <strong>comunidad
científica</strong> ha demostrado repetidamente que las vacunas son
<strong>seguras</strong> y que los efectos adversos graves son
extremadamente infrecuentes. Los estudios han concluido que los
beneficios de la vacunación en la prevención de enfermedades superan
con creces los riesgos asociados a estos raros efectos secundarios. Los
organismos internacionales de salud, como la <strong>Organización
Mundial de la Salud (OMS)</strong> y los <strong>Centros para el
Control y la Prevención de Enfermedades (CDC)</strong>, confirman
que la mayoría de los efectos adversos son leves y pasajeros, mientras
que los efectos más serios son monitoreados cuidadosamente y
constituyen una fracción mínima de los millones de vacunas
administradas anualmente.'
},
'Composición de las vacunas': {
keywords: ['altamente', 'envenenan', 'intoxican', 'aluminio',

'animales', 'arsénico', 'bebés', 'causa', 'cerebral', 'cerebro', 'componentes', 'contienen', 'cognitivo', 'cuerpo', 'dañinas', 'dañinos', 'dañan', 'desarrollo', 'daño', 'enferman', 'enfermedad', 'enfermedades', 'extraño', 'formaldehído', 'fragmentos', 'grafeno', 'graves', 'ingredientes', 'llenas', 'materiales', 'metálicas', 'metales', 'mercurio', 'mental', 'muertes', 'nanopartículas', 'neurodegenerativas', 'neurológicos', 'neurotóxico', 'neurotoxinas', 'nocivas', 'peligroso', 'peligrosas', 'peligrosos', 'pesados', 'problemas', 'probadas', 'productos', 'provoca', 'químicos', 'relacionado', 'salud', 'sistema', 'substancias', 'sustancias', 'tóxicas', 'súbitas', 'sustancias', 'tóxicas', 'toxinas', 'venenosas', 'viral', 'virus', 'veneno', 'venenos'],

explanation: 'Este enunciado afirma que las vacunas contienen ingredientes peligrosos como aluminio, mercurio y metales pesados, lo cual es parte del discurso antivacunas. El debate sobre los ingredientes de las vacunas es un aspecto central en muchos discursos antivacunas. Quienes se oponen a la vacunación suelen argumentar que <strong>las vacunas contienen sustancias tóxicas o dañinas para la salud</strong>, lo que contribuye a su <strong>desconfianza</strong> en el sistema de salud y en las instituciones que promueven las campañas de vacunación. Los ingredientes que generan más preocupación en los discursos antivacunas suelen incluir componentes como el aluminio, el mercurio (en su forma de timerosal), y el formaldehído. <strong>Se argumenta que estas sustancias pueden causar daño neurológico o enfermedades crónicas</strong> como el autismo, el cáncer, y otros trastornos neurológicos o autoinmunes. Sin embargo,<strong> la comunidad científica ha demostrado repetidamente que estos ingredientes se encuentran en cantidades seguras dentro de las vacunas</strong> y que cumplen funciones importantes, como mejorar la respuesta inmune del cuerpo o mantener la estabilidad de la vacuna.'
},
'Experimentos': {
keywords: ['experimento', 'experimentar', 'conejillos', 'indias', 'probadas', 'ensayos', 'insuficientes', 'pruebas', 'validadas', 'test', 'respaldo', 'experimentación', 'global', 'parte', 'masivo', 'aprobadas', 'manera', 'segura', 'usados', 'experimentales', 'riesgo', 'salud', 'médico', 'precedentes', 'clínicos', 'adecuados', 'probar', 'seguras', 'testeadas', 'correctamente', 'peligrosas', 'autorizado', 'humanos', 'consentimiento', 'inseguras', 'test', 'sucede', 'suficientemente', 'investigadas', 'lanzadas', 'gran', 'farmacéutico', 'sujetos', 'prueba', 'población', 'gran', 'escala',

'forzados', 'participar', 'inyectando', 'consecuencias', 'completamente', 'testeadas', 'lanzarlas', 'farmacéutico'],

explanation: 'Este enunciado sugiere que las vacunas son parte de un experimento masivo sin pruebas suficientes. En los discursos <strong>antivacunas</strong>, a menudo se afirma que las vacunas forman parte de un <strong>experimento masivo</strong> o que las personas vacunadas son utilizadas como <strong>conejillos de indias</strong> para probar sustancias no seguras. Estas afirmaciones sugieren que las vacunas se distribuyen sin haber pasado por las pruebas necesarias o que se realizan <strong>experimentos encubiertos</strong> en la población. Sin embargo, la <strong>comunidad científica</strong> y los organismos reguladores internacionales, como la <strong>Administración de Alimentos y Medicamentos (FDA)</strong> y la <strong>Agencia Europea de Medicamentos (EMA)</strong>, confirman que las vacunas deben pasar por rigurosos <strong>ensayos clínicos</strong> antes de ser aprobadas para su uso en la población. Estos ensayos incluyen varias fases de pruebas en animales y humanos para garantizar que las vacunas sean <strong>seguras</strong> y <strong>eficaces</strong>. Además, incluso después de su aprobación, las vacunas continúan siendo monitoreadas a través de sistemas de <strong>vigilancia post-comercialización</strong> para detectar posibles efectos secundarios a largo plazo. Afirmaciones de que las vacunas son parte de un <strong>experimento global</strong> no tienen fundamento en la evidencia científica. Las pruebas realizadas antes de la distribución masiva de las vacunas son exhaustivas, y cualquier efecto adverso que pueda surgir se investiga y se documenta. Las vacunas aprobadas para uso público son el resultado de <strong>décadas de investigación</strong> y de estrictos procesos regulatorios.'
},
'Alteración genética': {
keywords: ['alteración genética', 'adn', 'cambio de ADN', 'vacuna cambia ADN', 'modificación del ADN', 'alterar genes', 'vacunas que alteran ADN', 'mutaciones genéticas', 'vacunas que manipulan ADN', 'las vacunas modifican el ADN', 'las vacunas alteran el ADN', 'las vacunas cambian el ADN', 'las vacunas manipulan el ADN', 'las vacunas afectan la genética', 'las vacunas modifican el código genético', 'las vacunas son usadas para manipular el ADN', 'las vacunas cambian nuestra estructura genética', 'las vacunas provocan mutaciones en el

ADN', 'las vacunas causan alteraciones genéticas', 'las vacunas alteran los genes humanos', 'las vacunas están diseñadas para manipular el ADN humano', 'las vacunas afectan los genes de las personas', 'las vacunas son un experimento genético', 'las vacunas producen cambios genéticos', 'las vacunas cambian la genética humana', 'las vacunas modifican el genoma', 'las vacunas alteran la información genética', 'las vacunas pueden cambiar el ADN', 'las vacunas están diseñadas para manipular los genes', 'las vacunas son una forma de ingeniería genética', 'las vacunas afectan el ADN humano', 'las vacunas alteran el genoma de las personas', 'las vacunas están diseñadas para modificar los genes', 'las vacunas provocan cambios en el ADN', 'las vacunas están alterando el material genético de las personas', 'las vacunas contienen sustancias que modifican el ADN', 'las vacunas manipulan nuestro ADN sin nuestro consentimiento', 'las vacunas están alterando la genética de la humanidad', 'las vacunas provocan mutaciones genéticas', 'las vacunas están siendo usadas para modificar genéticamente a la población', 'las vacunas pueden causar cambios permanentes en el ADN', 'las vacunas alteran el ADN y causan enfermedades', 'las vacunas cambian el ADN y provocan problemas de salud', 'las vacunas afectan el ADN de las futuras generaciones', 'las vacunas están alterando la información genética de las personas', 'las vacunas causan mutaciones genéticas peligrosas', 'las vacunas están diseñadas para cambiar el ADN humano'],

explanation: 'Este enunciado sugiere que las vacunas pueden alterar el ADN humano y provocar cambios genéticos.Uno de los mitos más frecuentes en los discursos <strong>antivacunas</strong> es la afirmación de que las vacunas pueden causar una <strong>alteración genética</strong> en las personas que las reciben. Se sostiene que ciertos componentes de las vacunas, como el ARN mensajero (<strong>ARNm</strong>) en las vacunas contra la COVID-19, pueden modificar el <strong>ADN humano</strong> y alterar la estructura genética de los individuos. Sin embargo, la <strong>comunidad científica</strong> ha dejado claro que estas afirmaciones no tienen base científica. Las vacunas de <strong>ARNm</strong>, como las de Pfizer-BioNTech y Moderna, funcionan instruyendo a las células para que produzcan una proteína del virus, lo que desencadena una respuesta inmune. Este proceso no afecta ni interactúa con el <strong>ADN</strong> humano de ninguna manera. El <strong>ARNm</strong> no ingresa al núcleo de las células, donde se encuentra el ADN, y además se descompone

rápidamente tras cumplir su función. Diversas instituciones científicas, como la <strong>Organización Mundial de la Salud (OMS)</strong> y los <strong>Centros para el Control y la Prevención de Enfermedades (CDC)</strong>, han afirmado que las vacunas basadas en ARNm son <strong>seguras</strong> y no tienen la capacidad de <strong>modificar el ADN</strong> o causar una alteración genética.'
    },
    'Censura': {

keywords: ['cuestionan', 'redes', 'silencio', 'sociales', 'expertos', 'silenciadas', 'prohibieron', 'antivacunas', 'corporaciones', 'farmacéuticas', 'mediático', 'contenido', 'ocultan', 'gobierno', 'reprimida', 'permiten', 'controlan', 'pública', 'censuran', 'comunicación', 'informativo', 'peligros', 'debate', 'hablan', 'ocultar', 'adversos', 'gobiernos', 'diseñado', 'manipula', 'críticos', 'medios', 'manipulan', 'científica', 'bloqueada', 'efectos', 'voces', 'secundarios', 'global', 'censura', 'manipulación', 'falsa', 'médicos', 'desinformación', 'plataformas', 'suprimida', 'hablar', 'sistema', 'bloquean', 'mienten', 'mordaza', 'manipulados', 'silencio mediático', 'narrativa', 'estrategia', 'información', 'crítica', 'bloqueo', 'silenciados', 'disidencia', 'impide', 'negativos', 'daños', 'eliminan', 'científicos', 'comprados', 'silenciamiento', 'silencian', 'parte', 'público', 'opinión', 'verdad', 'tergiversación', 'datos'],

explanation: 'Este enunciado sugiere que hay una censura o manipulación de la verdad por parte de los medios o los gobiernos. El tema de la <strong>censura</strong> es un componente frecuente en los discursos <strong>antivacunas</strong>, donde se afirma que los gobiernos, las <strong>empresas tecnológicas</strong> y los <strong>medios de comunicación</strong> ocultan información sobre los peligros de las vacunas y su impacto real en la salud pública. Los defensores de esta teoría alegan que existe una estrategia coordinada para <strong>silenciar</strong> a los expertos que cuestionan la seguridad y eficacia de las vacunas, y para <strong>reprimir</strong> las voces que difunden narrativas antivacunas en plataformas como redes sociales o medios alternativos. Una de las principales quejas en estos discursos es que las personas que cuestionan las vacunas son censuradas en <strong>plataformas de redes sociales</strong> como Facebook, Twitter, o YouTube, donde se eliminan sus publicaciones o se suspenden sus cuentas bajo las políticas de <strong>desinformación</strong>. Los antivacunas ven esta medida

como una prueba de que hay una <strong>manipulación de la información</strong> por parte de las élites para proteger intereses políticos o económicos. Sin embargo, desde la perspectiva de la <strong>comunidad científica</strong> y de las plataformas tecnológicas, estas medidas no son un intento de censura, sino una política para combatir la <strong>desinformación</strong> que puede poner en riesgo la salud pública. Las organizaciones como la <strong>Organización Mundial de la Salud (OMS)</strong> y los <strong>Centros para el Control y la Prevención de Enfermedades (CDC)</strong> han señalado que la diseminación de información falsa sobre las vacunas puede reducir las tasas de vacunación y aumentar la propagación de enfermedades prevenibles. El objetivo de eliminar contenido antivacunas en las redes sociales es proteger al público de teorías peligrosas que no tienen <strong>base científica</strong> y que podrían causar un <strong>daño significativo</strong> a la salud colectiva. La información sobre las vacunas proviene de <strong>estudios rigurosos</strong>, y las plataformas tecnológicas están actuando para reducir la <strong>propagación de falsedades</strong> que amenazan estos esfuerzos de salud pública.'
    },
    'Efectividad de las Vacunas': {
      keywords: ['no funcionan', 'efectividad', 'seguridad', 'eficacia', 'insegura', 'efectiva', 'no son efectivas', 'no protegen', 'no sirven', 'no fueron probadas', 'las vacunas no funcionan', 'las vacunas no son efectivas', 'las vacunas no protegen contra las enfermedades', 'las vacunas no ofrecen inmunidad', 'las vacunas no previenen el contagio', 'buena', 'mala', 'las vacunas no sirven para detener la pandemia', 'las vacunas no fueron probadas adecuadamente', 'las vacunas no fueron suficientemente testeadas', 'las vacunas no fueron sometidas a ensayos clínicos rigurosos', 'las vacunas no se probaron en humanos antes de ser lanzadas', 'las vacunas no han sido completamente probadas', 'las vacunas no fueron testadas lo suficiente', 'las vacunas no tienen suficiente respaldo científico', 'las vacunas no fueron aprobadas por todas las agencias de salud', 'las vacunas no protegen de la nueva variante', 'las vacunas no han demostrado ser efectivas', 'las vacunas no son seguras ni efectivas', 'las vacunas no funcionan como se esperaba', 'las vacunas no han sido comprobadas para su eficacia', 'las vacunas fallan en ofrecer protección', 'las vacunas no han sido probadas correctamente', 'las vacunas no son la solución', 'las vacunas no cumplen

con los estándares de efectividad', 'las vacunas no son lo suficientemente efectivas para detener el virus', 'las vacunas no fueron suficientemente testeadas en población vulnerable', 'las vacunas no fueron probadas en el largo plazo', 'las vacunas no fueron sometidas a pruebas suficientes antes de ser distribuidas', 'las vacunas no son 100% efectivas', 'las vacunas no funcionan contra todas las variantes', 'las vacunas no detienen la transmisión del virus', 'las vacunas no previenen el contagio de nuevas cepas', 'las vacunas no tienen resultados concluyentes sobre su efectividad', 'las vacunas no ofrecen protección completa', 'las vacunas no fueron suficientemente evaluadas', 'las vacunas no impiden la propagación del virus', 'las vacunas no son útiles contra nuevas variantes', 'las vacunas fallan en ofrecer una protección duradera', 'las vacunas no han sido probadas en suficientes grupos de control', 'las vacunas no han pasado pruebas rigurosas de seguridad', 'las vacunas no ofrecen inmunidad a largo plazo', 'las vacunas no son lo suficientemente efectivas para detener la pandemia', 'las vacunas no tienen la eficacia que se esperaba'],

explanation: 'Este enunciado sugiere que la efectividad y eficacia de las vacunas no fue probada. La <strong>efectividad de las vacunas</strong> se refiere a su capacidad para prevenir enfermedades en la vida real, fuera de los ensayos clínicos controlados. Este es uno de los pilares fundamentales de los programas de vacunación global, ya que las vacunas han demostrado ser altamente eficaces en la reducción y erradicación de enfermedades como la <strong>viruela</strong>, el <strong>sarampión</strong>, la <strong>poliomielitis</strong>, y más recientemente, en la mitigación de la pandemia de <strong>COVID-19</strong>. En los discursos <strong>antivacunas</strong>, es común escuchar afirmaciones que cuestionan la <strong>efectividad</strong> de las vacunas, alegando que no previenen enfermedades, que no han sido <strong>probadas adecuadamente</strong>, o que su eficacia ha sido exagerada por las <strong>farmacéuticas</strong>. Sin embargo, la evidencia científica respalda que las vacunas han sido responsables de la <strong>reducción dramática</strong> de las tasas de enfermedades infecciosas y de <strong>salvar millones de vidas</strong> en todo el mundo. Las vacunas pasan por rigurosos <strong>ensayos clínicos</strong> en diferentes fases para garantizar tanto su <strong>seguridad</strong> como su <strong>efectividad</strong>. Estos ensayos se realizan con miles de voluntarios antes de que una vacuna se autorice para su uso masivo. Una

vez aprobadas, las vacunas continúan siendo evaluadas a través de <strong>vigilancia epidemiológica</strong> y <strong>datos del mundo real</strong>, lo que ha confirmado su alta efectividad en la prevención de enfermedades graves y la reducción de la mortalidad. Es importante destacar que, aunque ninguna vacuna es 100% efectiva, las vacunas no solo protegen al individuo vacunado, sino que también contribuyen a la <strong>inmunidad de rebaño</strong>, protegiendo a quienes no pueden vacunarse por razones médicas.'
    },
    'Teoría de la Conspiración': {

    keywords: ['nuevo orden mundial', 'domminar', 'manipulación', 'engaño', 'manipular', 'someter', 'terrorismo', 'terrorismo psicológico', 'denuncia', 'someter', 'propaganda', 'genocidio', 'sometimiento', 'plandemia', 'poder', 'plan', 'control', 'reducen la población', 'manipulación', 'control', 'manipulación', 'nuevo orden mundial', 'plandemia', 'agenda 2030', 'reducen la población', 'despoblación', 'reducir la fertilidad', 'crimen organizado', 'someter a la humanidad', 'conspiración para dominar', 'control mundial', 'elites globales', 'plan genocida', 'conspiración', 'dominio de la población', 'Las farmacéuticas están lucrando con las vacunas a costa de la salud pública', 'El COVID-19 fue creado para obligar a la vacunación masiva y controlar a la población', 'Nos están controlando a través de las vacunas y la red 5G', 'Los medios de comunicación están ocultando los efectos adversos de las vacunas', 'inmunidad', 'rebaño', 'mentira', 'farsa', 'industria farmacéutica', 'laboratorio', 'rentabilidad', 'gobierno', 'gobiernos', 'dinero', 'intereses financieros', 'fabricantes de vacunas', 'eugenesia', 'control', 'control poblacional', 'nuevo orden mundial', 'plandemia', 'las vacunas son una herramienta de control', 'las vacunas están diseñadas para reducir la población', 'las vacunas forman parte de un plan global', 'el gobierno utiliza las vacunas para controlarnos', 'las élites están detrás de las vacunas', 'las vacunas son parte de una conspiración para eliminar a la población', 'las vacunas están diseñadas para enfermar a la gente', 'las vacunas son parte de un plan para disminuir la fertilidad', 'las vacunas se usan para controlar a la población', 'la vacunación masiva es un experimento de control social', 'las vacunas son parte de una agenda oculta', 'el objetivo de las vacunas es el control masivo de la población', 'la agenda 2030 usa las vacunas para controlar a la humanidad', 'las farmacéuticas están conspirando para ganar dinero con las vacunas', 'las vacunas son parte de una conspiración global', 'las vacunas son un experimento para manipular a la población', 'las vacunas se usan para exterminar a la población', 'las vacunas forman parte de un complot para destruir la humanidad', 'el plan de las vacunas es reducir la fertilidad y la población mundial', 'las vacunas son una estrategia para la dominación mundial', 'las vacunas son parte de una conspiración entre los gobiernos y las farmacéuticas', 'las vacunas se utilizan para implantar microchips y controlarnos', 'las vacunas son parte de una conspiración para manipular el ADN', 'las vacunas están diseñadas para matar a la gente', 'las vacunas son un fraude organizado por las grandes farmacéuticas', 'las vacunas son parte de una operación secreta para controlar a la población', 'las vacunas son una herramienta de manipulación masiva', 'las vacunas son una conspiración de las élites globales', 'el objetivo de las vacunas es disminuir la población mundial', 'las vacunas son parte de una operación secreta para controlar el mundo', 'la vacunación es una conspiración para someter a la humanidad', 'las vacunas están diseñadas para modificar el ADN de las personas', 'las vacunas son parte de un plan para el control de la mente', 'las vacunas forman parte de una agenda de control de la población', 'las vacunas son utilizadas para manipular genéticamente a la población', 'las vacunas se usan para esterilizar a la gente', 'el gobierno está usando las vacunas para controlar la fertilidad', 'las vacunas son parte de una conspiración para el control social', 'las vacunas forman parte de una operación de exterminio masivo', 'las vacunas son una estrategia para reducir el número de personas en el mundo', 'las vacunas son un engaño para el control de la población', 'las vacunas forman parte de un plan para controlar el mundo a través de la salud', 'la ciencia miente', 'los médicos mienten', 'mentira', 'mentir', 'gobiernos', 'farmacéuticas', 'dominio', 'corporaciones'],

explanation: 'Este enunciado sugiere que las vacunas son parte de una conspiración global. Las <strong>teorías de la conspiración</strong> relacionadas con las vacunas son un fenómeno frecuente en los discursos <strong>antivacunas</strong>, donde se sugiere que las vacunas forman parte de un complot más amplio por parte de gobiernos, <strong>farmacéuticas</strong> u otras organizaciones para <strong>controlar</strong>, <strong>manipular</strong> o <strong>dañar</strong> a la población. Estas teorías incluyen ideas como que las vacunas son utilizadas para reducir la población, insertar <strong>microchips</strong> o modificar el comportamiento de las personas. Uno de los conceptos centrales de

estas teorías es que las instituciones oficiales están ocultando la "verdad" sobre los <strong>peligros</strong> de las vacunas, y que la información oficial está <strong>manipulada</strong> para proteger los intereses de las <strong>élites</strong>. Las teorías de la conspiración suelen apoyarse en la <strong>desconfianza epistémica</strong>, es decir, la falta de confianza en los <strong>científicos</strong>, los <strong>gobiernos</strong> y las <strong>agencias de salud pública</strong>. Desde la perspectiva de la <strong>comunidad científica</strong>, las teorías de la conspiración carecen de fundamento y no tienen respaldo en la evidencia. La gran mayoría de las afirmaciones conspirativas son fácilmente refutadas por los datos y los estudios científicos rigurosos que demuestran la <strong>seguridad</strong> y <strong>eficacia</strong> de las vacunas. Organizaciones como la <strong>Organización Mundial de la Salud (OMS)</strong> y los <strong>Centros para el Control y la Prevención de Enfermedades (CDC)</strong> han publicado numerosas investigaciones que desmienten estas teorías, reafirmando la integridad de los procesos de desarrollo, prueba y aprobación de las vacunas. Además, las teorías de la conspiración se caracterizan por su <strong>irrefutabilidad</strong>, lo que significa que los defensores de estas creencias suelen rechazar cualquier evidencia que contradiga sus ideas, afirmando que dicha evidencia es parte del propio encubrimiento.'
    },
    'Microchips y Vigilancia': {
    keywords: ['microchips', 'control con microchips', 'chip', 'chips', 'rastrear a la población', 'microchips en las vacunas', 'seguimiento tecnológico', 'control mediante tecnología', 'microchip en el cuerpo', 'las vacunas contienen microchips', 'nos están implantando microchips con las vacunas', 'las vacunas se usan para insertar microchips', 'las vacunas contienen tecnología de control', 'las vacunas tienen dispositivos para controlar a las personas', 'las vacunas son usadas para vigilancia masiva', 'nos están monitoreando a través de las vacunas', 'las vacunas contienen tecnología de seguimiento', 'nos están implantando dispositivos de rastreo con las vacunas', 'las vacunas están diseñadas para implantar microchips', 'las vacunas nos están controlando con microchips', 'las vacunas contienen tecnología para vigilar a la población', 'las vacunas son parte de un plan para rastrear a las personas', 'las vacunas tienen microchips para controlar a la población', 'las vacunas contienen dispositivos de rastreo', 'nos están vigilando a través de los microchips

en las vacunas', 'las vacunas están diseñadas para implantar dispositivos de control', 'las vacunas se usan para implantar tecnología de seguimiento', 'las vacunas contienen microchips para monitorear a la población', 'nos están controlando a través de las vacunas con microchips', 'las vacunas están implantando tecnología de rastreo en las personas', 'las vacunas contienen microchips que monitorean a las personas', 'nos están insertando microchips con las vacunas para controlarnos', 'las vacunas están implantando dispositivos de vigilancia', 'las vacunas son usadas para rastrearnos a través de microchips', 'las vacunas están equipadas con tecnología de seguimiento', 'las vacunas contienen microchips que envían datos a los gobiernos', 'las vacunas están implantando tecnología de monitoreo en las personas', 'las vacunas contienen tecnología secreta para controlar a la población', 'las vacunas son parte de un plan global para implantar microchips', 'nos están controlando con microchips a través de las vacunas'],

explanation: 'Este enunciado sugiere que las vacunas contienen microchips para monitorear a la población. Una de las teorías conspirativas más difundidas en los discursos <strong>antivacunas</strong> es la creencia de que las vacunas contienen <strong>microchips</strong> u otros dispositivos que permiten la <strong>vigilancia masiva</strong> y el control de la población. Esta teoría sugiere que las vacunas, particularmente las desarrolladas para la <strong>COVID-19</strong>, están diseñadas para insertar dispositivos de seguimiento en los cuerpos de las personas, con el objetivo de <strong>controlar</strong> sus movimientos o <strong>monitorear</strong> su salud sin su consentimiento. Esta teoría ha sido alimentada por figuras públicas y ciertos grupos antivacunas, quienes afirman que organizaciones como los gobiernos o las <strong>corporaciones tecnológicas</strong> utilizan las vacunas como un medio para establecer una forma de <strong>control social</strong> a través de la <strong>vigilancia electrónica</strong>. Los defensores de esta teoría a menudo señalan como "prueba" la participación de organizaciones como la <strong>Fundación Bill y Melinda Gates</strong> en el desarrollo de vacunas y la tecnología médica. Sin embargo, la <strong>comunidad científica</strong> ha desmentido por completo estas afirmaciones. No existe ninguna evidencia de que las vacunas contengan microchips ni de que haya un intento de <strong>vigilancia</strong> o <strong>control</strong> a través de ellas. Las vacunas contra la COVID-19 y otras enfermedades

han sido desarrolladas siguiendo estrictos protocolos científicos y no incluyen tecnología de rastreo o dispositivos de monitoreo. Las agencias de salud, como la <strong>Organización Mundial de la Salud (OMS)</strong> y los <strong>Centros para el Control y la Prevención de Enfermedades (CDC)</strong>, han afirmado de manera clara que no existen <strong>microchips</strong> en las vacunas y que estas teorías no tienen base en la realidad. Además, las vacunas son sometidas a controles rigurosos y transparentes, que incluyen la revisión de sus componentes por autoridades sanitarias independientes.'
    }
  };

La función del analizador identifica cada una de las palabras ingresadas, integrando las distintas categorías si ello aplica al segmento de texto ingresado:

```javascript
 // Función para analizar el enunciado
   function analyzeStatement() {
   let input =
document.getElementById('userInput').value.toLowerCase().trim();
   let result = '';
   // Validación: verificar si el usuario ingresó algo
   if (!input) {
    document.getElementById('resultContainer').innerHTML =
'<p>Por favor, ingrese un enunciado válido.</p>';
    return;
   }
   // Recorre todas las categorías
   for (let category in categories) {
    if (containsKeywordOrPhrase(input,
categories[category].keywords)) {
     result += `<p><strong>Componente textual de discurso
antivacuna detectado:</strong> ${category}</p>`;
     result += `<p
class="explicacion">${categories[category].explanation}</p>`;
    }
   }
   // Si no se detectaron palabras clave
```

```javascript
    if (result === '') {
     result = '<p>No se detectaron palabras clave o expresiones
antivacunas relevantes.</p>';
    }
    // Mostrar el resultado
    document.getElementById('resultContainer').innerHTML = result;
    }
    // Función auxiliar para buscar cualquier palabra clave en el
enunciado
    function containsKeywordOrPhrase(input, keywords) {
     return keywords.some(keyword => input.includes(keyword)); //
Verifica si alguna palabra clave está en el enunciado
    }
  </script>
 </div>
 </body>

</html>
```

El código resultante se ha compartido en GitHub, una plataforma de desarrollo colaborativo que permite alojar proyectos de código abierto disponibles para ser revisados a partir de un sistema de control de versiones. Esto permite hacer accesible IDApp a la revisión comunitaria, en conformidad con el objetivo de hacer partícipes a legos y a expertos en el desarrollo de un proceso de producción y comunicación de argumentos y pruebas sobre el discurso antivacunas.

En efecto, la inclusión del prototipo en GitHub se alinea con los principios de la ciencia abierta y aporta beneficios éticos, ya que garantiza transparencia en el proceso de producción y evaluación de los datos, el acceso libre a la información y la colaboración, como condiciones sustantivas para el desarrollo científico. Pues, liberar el código del IDApp en una plataforma como GitHub no solo contribuye a lograr una mayor visibilidad y auditoría del trabajo realizado, sino que facilita también la participación de la comunidad en la mejora y expansión del proyecto:

a) Publicar el IDApp 1.0 en GitHub asegura que el algoritmo, la lógica detrás del análisis de los discursos antivacunas, y los resultados obtenidos sean accesibles y verificables por cualquier persona, desde investigadores hasta usuarios interesados. Esta transparencia es clave para reforzar la credibilidad del proyecto y para asegurar que cualquier revisión o crítica se base en una evaluación completa del proceso.

b) Al hacer público el código, no solo se permite que otros científicos verifiquen y reproduzcan los resultados, sino que se abren las puertas a que la herramienta pueda ser mejorada o adaptada a diferentes contextos. En este marco, se generan condiciones para integrar los distintos contextos del proceso de investigación sobre discursos antivacunas, lo que no excluye la posibilidad de que miembros de estas comunidades participen en la revisión crítica del intérprete automatizado.

c) GitHub es una plataforma que facilita la colaboración global, generando condiciones para que desarrolladores y científicos pueden contribuir a la mejora del proyecto. Esto no solo aumenta la capacidad de mejora continua del IDApp (de la que se ha presentado un prototipo inicial), sino que también permite que la comunidad internacional de investigación participe activamente en la optimización del código, la inclusión de nuevas características o la adaptación de la herramienta a otros problemas relacionados con la desinformación.

d) Un componente esencial de la ciencia abierta es la equidad en el acceso a los recursos científicos. Al publicar el IDApp 1.0 en GitHub, se garantiza que cualquier persona con una conexión a Internet puede descargar, utilizar o modificar la herramienta, independientemente de su ubicación geográfica o capacidad económica. Este acceso universal es central en la lucha contra la desinformación, ya que permite que investigadores en países en vías de desarrollo, organizaciones sin fines de lucro y grupos de activistas puedan utilizar una herramienta avanzada para analizar los discursos antivacunas en sus propias comunidades o redes locales.

e) Además, GitHub permite una accesibilidad continua, lo que significa que el IDApp 1.0 podrá ser actualizado y mantenido a lo largo del tiempo, proporcionando siempre una versión mejorada para su uso. En este sentido, la publicación del código no solo asegura que se mantenga disponible para futuros investigadores, sino que promueve una cultura de equidad en el acceso a las tecnologías científicas.

f) Incluir el IDApp 1.0 en GitHub también refleja un compromiso ético con la responsabilidad social de la ciencia y con la salud pública, en particular, en una época de desinformación organizada que puede tener (como ya se ha visto) consecuencias mortales. Publicar el código no solo promueve la transparencia y la colaboración, sino que también cumple un papel relevante en la democratización del conocimiento.

El discurso antivacunas y negacionista ha demostrado ser altamente dañino, contribuyendo a la propagación del virus y al aumento de la mortalidad durante la pandemia. Al hacer accesible el IDApp 1.0 se proporciona a la comunidad una herramienta capaz de identificar, analizar y combatir estos discursos en las plataformas donde proliferan. Esto refuerza el papel de la ciencia como un bien común que debe estar al servicio de la sociedad, y no restringido a entornos cerrados.

El link permanente de acceso al proyecto GitHub de IDApp es:

https://github.com/cienciabierta/ciencia2.0/tree/72f05e03c433da543da2a527907387d572f7df49

Bibliografía

Bibliografía de la Parte I

Abellán-García Barrio. (2015). ¿El fin de la historia? Y otros ensayos de Fukuyama, Francis (reseña). Alianza Editorial.

Altmetrics: nuevos indicadores para la comunicación científica en la Web 2.0. (2013). *Comunicar, 21*(41), 53-60. https://doi.org/10.3916/C41-2013-05

Ariel, Y., & Avidar, R. (2015). Information, Interactivity, and Social Media. *Atlantic Journal of Communication, 23*(1), 19-30. https://doi.org/10.1080/15456870.2015.972404

Audi, R. (1997). The Place of Testimony in the Fabric of Knowledge and Justification. *American Philosophical Quarterly, 34*(4), 405-422.

Audi, R. (2006). *Epistemology: Contemporary Readings*. Routledge. https://doi.org/10.4324/9780203994078

Austin, J. L. (1979). Other Minds. En *Philosophical Papers* (3rd ed., pp. 76-116). Oxford University Press. (Trabajo original publicado en 1946)

Ayer, A. J. (1959). *Logical Positivism*. The Free Press.

Berrocal Gonzalo, S., Campos Domínguez, E., & Redondo García, M. (2014). Prosumidores mediáticos en la comunicación política: el «politainment» en YouTube. *Comunicar, 22*(43), 65-72. https://doi.org/10.3916/C43-2014-06

Bodmer, W. F. (1985) *The Public Understanding of Science. Report of a Royal Society ad hoc Group endorsed by the Council of the Royal Society.* Royal Society. http://royalsociety.org/uploadedFiles/Royal_Society_Content/policy/publications/1985/10700.pdf.

BonJour, L. (1980). Externalist Theories of Empirical Knowledge. *Midwest Studies in Philosophy, 5*(1), 53-73.

Bowers, C. A. (1996). The cultural dimensions of ecological literacy. *Journal of Environmental Education, 27*(2), 5-10.

Bunge, M. (1985). *La ciencia, su método y su filosofía.* Ediciones Siglo Veinte.

Bunge, M. (2013). *La ciencia: su método y su filosofía.* Universidad ARCIS.

Burge, T. (1993). Content Preservation. *The Philosophical Review, 102*(4), 457-488.

Burke, C. (2014). *Western teachers of science or teachers of Western science: On the influence of Western modern science in a post-colonial context.* University of Toronto

Calvo Hernando, M., Diezhandino, M. P., Aguado, G., Carrera, P., Fernández Beaumont, J., Martín Bernal, O., & Muro, I. (2002). El periodista en la encrucijada. *Comunicar, 10*(19), 1-8.

Campalans, C., Gosciola, V., & Renó, D. (2014). *Narrativas transmedia: Entre teorías y prácticas.* Atántica de Comunicación.

Campos Freire, F. (2008). Las redes sociales trastocan los modelos de los medios de comunicación tradicionales. *Revista Latina de Comunicación Social, 63*, 287-293.

Casati, F., Giunchiglia, F., & Marchese, M. (2007). Publish and perish: why the current publication and review model is killing research and wasting your money. *Ubiquity, 2007*(January), 1-7. https://doi.org/10.1145/1217821.1226695

Casati, F., Giunchiglia, F., & Marchese, M. (2010). Publicar y perecer: Por qué la publicación y el modelo actual de revisión están exterminando la investigación y malgastando su dinero. *ACIMED, 21*(2), 1-7.

Castells, M. (2001a). ¿Comunidades virtuales o sociedad red? En *La Galaxia Internet: Reflexiones sobre Internet, empresas y sociedad* (pp. 113-136). Plaza & Janés.

Castells, M. (2001b). Informacionalismo y Sociedad red. En *La ética del hacker y el espíritu de la era de la información* (pp. 155-178). Plaza & Janés.

Castells, M. (2001c). Internet y la sociedad red. *Letra Internacional, 70*, 5-11.

Castells, M. (2001d). La era de la Información: Economía, sociedad y cultura. *Vasa, 1*(1), 1-20.

Castells, M. (2008). Comunicación, poder y contrapoder en la sociedad red (I): Los medios y la política. *Telos: Cuadernos de Comunicación e Innovación, 74*, 15-24.

Castells, M. (2010). La sociedad red: una visión global. *Enl@ce: Revista Venezolana de Información, Tecnología y Conocimiento, 7*(2), 33-61.

Cicconi, S. (2013). Hypertextuality. En *Mediapolis: Aspects of Texts, Hypertexts and Multimedial Communication* (pp. 21-53). De Gruyter. https://doi.org/10.1515/9783110807059.21

Coady, C. A. J. (1973). Testimony and Observation. *American Philosophical Quarterly, 10*(2), 149-155. https://www.jstor.org/stable/20009487

Coady, C. A. J. (1992). *Testimony: A Philosophical Study.* Clarendon Press.

Coady, C. A. J. (2010). Two Concepts of Epistemic Injustice. *Episteme, 7*(2), 101-113. https://doi.org/10.3366/epi.2010.0001

Cortassa, C. (2011). Credibilidad y confianza en actores, instituciones y fuentes de información sobre ciencia y tecnología. En *Percepción Social de la Ciencia y la Tecnología.* Fundación Española para la Ciencia y la Tecnología

Cortassa, C. (2012). *La ciencia ante el público: dimensiones epistémicas y culturales de la comprensión pública de la ciencia.* EUDEBA.

Cortassa, C. (2018). Universidad pública y apropiación social del conocimiento: la renovación del compromiso reformista. *+E,* https://doi.org/10.14409/extension.v0i7.7052

Cortassa, C. (2019). Producir conocimientos, compartir conocimientos. *Ciencia e Investigación, 69*(2), 7-14

Cortassa, C. G. (2009). Comunicación Pública de la Ciencia: del monólogo alfabetizador al diálogo epistémico y sus condicionantes. En *Actas Foro Iberoamericano de Comunicación y Divulgación Científica*.

Cortassa, C. G., & Rosen, C. (2019). Comunicación de las Ciencias en Argentina: escenarios y prácticas de un campo en mutación. *ArtefaCToS. Revista de Estudios Sobre La Ciencia y La Tecnología*. 8(1), 61–81. https://doi.org/10.14201/art2019816181

Direito Rebollal, S., & Negreira Rey, M. C. (2020). *As narrativas transmedia*. https://doi.org/10.15304/9788417595661

Donghong, C., Classens, M., Gascoigne, T., et al. (2008). Introduction: Science Communication a multidisciplinary and social science. En *Communicating Science in Social Contexts: new models, new practices*. Springer Science.

Douglas, M., & Wildavsky, A. (1983). Risk and Culture: An Essay on the Selection of Technological and Environmental Dangers. University of California Press.

Durant, J., Evans, G., & Thomas, G. (1992). Public understanding of science in Britain: The role of medicine in the popular representation of science. *Public Understanding of Science*. https://doi.org/10.1088/0963-6625/1/2/002

Durant, J. R., Evans, G. A., & Thomas, G. P. (1989). The public understanding of science. *Nature, 340,* 11-14. https://doi.org/10.1038/340011a0

Elías, C. (2009). The convergent culture and the Web 2.0 philosophy in the reformulation of the scientific communication during the era of cyber-journalism. *Arbor-Ciencia Pensamiento y Cultura, 185*, 623-634.

Elias, J., & Nelkin, D. (1996). Selling Science: How the Press Covers Science and Technology. *Journal of Public Health Policy. 17*(4), 501-504. https://doi.org/10.2307/3343109

Fan, Y. J., Chan, K. H., & Hung, I. F. N. (2021). Safety and Efficacy of COVID-19 Vaccines: A Systematic Review and Meta-Analysis of Different Vaccines at Phase 3. *Vaccines, 9*(9), 989. https://doi.org/10.3390/vaccines9090989

Fernández Bayo, I., et al. (2019). *La comunidad científica ante las redes sociales*. Universidad Complutense de Madrid.

Freeman, M., Gambarato, R. R., & Bourdaa, M. (2019). Transmedia Storytelling. En *The Routledge Companion to Transmedia Studies*. https://doi.org/10.4324/9781351054904-15

Fundación Cotec para la Innovación Tecnológica. (2006). *Comunicar la ciencia*. COTEC.

Gaeta, R. (2008). Descubrimiento, justificación e inferencia a la mejor explicación. *Principia: An International Journal of Epistemology, 12*(2), 193-202. https://doi.org/10.5007/1808-1711.2008v12n2p193

Gaeta, R. (2012). Los paradigmas que ya no son. *Página/12, Futuro*.

Ginnobili, D., Destéfano, J., Haimovici, E., Narvaja, L., & Perot, G. (2015). *Teorías de la ciencia: Primeras aproximaciones*. EUDEBA.

Gregory, J., & Miller, S. (1998). *Science in Public: Communication, Culture and Credibility*. Plenum.

Hanson, N. R. (1958a). The Logic of Discovery. *Journal of Philosophy, 55*(25), 1073 https://doi.org/10.2307/2022541

Hanson, N. R. (1958b). *Patterns of Discovery*. Cambridge University Press.

Hanson, N. R. (1977). *Patrones de descubrimiento: Observación y explicación* (1ª ed., 1971). Alianza.

Hardwig, J. (1985). Epistemic Dependence. *Journal of Philosophy, 82*, 335-349.

Hardwig, J. (1991). The Role of Trust in Knowledge. *Journal of Philosophy, 88*, 693-708.

Hargreaves, A. (2000a). Four ages of professionalism and professional learning. En *Teachers and Teaching: Theory and Practice*. https://doi.org/10.1080/713698714

Hargreaves, A. (2000b). Mixed emotions: Teachers' perceptions of their interactions with students. *Teaching and Teacher Education*. https://doi.org/10.1016/S0742-051X(00)00028-7

Hayes, B. C., & Tariq, V. N. (2000). Gender differences in scientific knowledge and attitudes toward science: A comparative study of four Anglo-American nations. *Public Understanding of Science, 9*(4), 433-447. https://doi.org/10.1088/0963-6625/9/4/306

Horkheimer, M., & Adorno, T. W. (1988). *Dialektik der Aufklärung. Philosophische Fragmente.* En *Theodor W. Adorno Gesammelte Schriften* (Bd. 3).

Huertas, A., Setó-Pàmies, D., & Míguez-González, M.-I. (2015). Comunicación de destinos turísticos a través de los medios sociales. *El Profesional de la Información, 24*(1), 15–21. https://doi.org/10.3145/epi.2015.ene.02

Hume, D. (1739). *A Treatise of Human Nature.* Clarendon Press.

Hume, D. (1748). *An Enquiry Concerning Human Understanding.* Hackett Publishing Company.

Hume, D. (2000). *Tratado de la naturaleza humana.* Obras Fundamentales de La Filosofía.

Hurd, P. D. (1958). Science Literacy: Its Meaning for American Schools. *Educational Leadership, 16*, 13-16.

Jasanoff, S., Markle, G., Peterson, J., Pinch, T., & Keller, E. F. (2014). The Origin, History, and Politics of the Subject Called "Gender and Science": A First Person Account. En *Handbook of Science and Technology Studies.* https://doi.org/10.4135/9781412990127.n4

Jenkins, H. (2003a). Transmedia Storytelling. Moving characters from books to films to video games can make them. *Technological Review, 37*(5), 34-39.

Jenkins, H. (2003b). Transmedia Storytelling 101. *Technology Review.*

Jenkins, H. (2008). *Convergence Culture La cultura de la convergencia de los medias de comunicación.* Paidós.

Jenkins, H. (2010). Transmedia storytelling and entertainment: An annotated syllabus. En *Continuum. 24*(6), 943–958. https://doi.org/10.1080/10304312.2010.510599

Jiménez, G. (2014). El proceso de desintermediación comunicativa. *Revista Internacional del Mundo Económico y del Derecho, 7,* 69-91.

Jiménez, V. M., & Gonzalo, S. B. (2017). Innovación y consolidación del «infoentretenimiento» político: Una perspectiva histórica. En *Historia y Comunicación Social, 22*(1), 207-219. https://doi.org/10.5209/HICS.55908

Jowell, R., Curtice, J., Park, A., Brook, L., Thomson., K. (1997). British Social Attitudes the 14th Report. Ashgate Publishing Limited.

Keller, E. (1995). The origin, history, and politics of the subject called "gender and science." En *Handbook of Science and Technology Studies.*

Klopfer, L. E. (1969). The teaching of science and the history of science. *Journal of Research in Science Teaching, 6*(1), 87-95.

Kuhn, T. S. (1962). *The Structure of Scientific Revolutions.* Chicago: University of Chicago Press.

Kuhn, T. S. (1975). *La estructura de las revoluciones científicas.* México: Fondo de Cultura Económica.

Kuhn, T. S. (1977). El cambio de teoría como cambio de estructura: comentarios sobre el formalismo de Sneed. *Teorema: Revista Internacional de Filosofía, 7*(1), 37-62.

Kuhn, T. S. (1994). El camino desde la estructura. *Arbor: Ciencia, Pensamiento y Cultura, 147*(575), 23-35.

Kuhn, T. S. (2013). *La estructura de las revoluciones científicas.* México: CFE.

Lakatos, I., & Musgrave, A. (1970). *Criticism and the Growth of Knowledge.* Cambridge University Press.

Landow, G. P. (1995). *Hipertexto, la convergencia de la teoría crítica contemporánea y la tecnología.* Paidós Hipermedia.

Landow, G. P. (2006). *Hypertext 3.0: Critical Theory and New Media in an Era of Globalization.* JHU Press.

Leão, L. (2001). *O Labirinto da Hipermídia: arquitetura e navegação no ciberespaço.* Iluminuras.

Lederman, N., Wade, P., Bell, R.L. (1998). Assessing Understanding of the Nature of Science: A Historical Perspective. En: McComas, W.F. (eds) *The Nature of Science in Science Education.* Science & Technology Education Library, vol 5. Springer, Dordrecht. https://doi.org/10.1007/0-306-47215-5_21

Lorenzano, P. (2011). La teorización filosófica sobre la ciencia en el siglo XX (y lo que va del XXI). *Discusiones Filosóficas, 19*(1), 131-154.

Lorenzano, P. (2011). What would have happened if Darwin had known Mendel (or Mendel's work)? *History and Philosophy of the Life Sciences, 33,* 3-48. https://bicyt.conicet.gov.ar/fichas/produccion/1949290

Lozares Colina, C. (1996). La teoría de redes sociales. *Papers: Revista de Sociologia, 48,* 77-98.

Marafioti, R. (2010). *Sentidos de la comunicación.* Biblos.

Masip, P., Díaz-Noci, J., Domingo, D., Micó-Sanz, J.-L., & Salaverría, R. (2010). Investigación internacional sobre ciberperiodismo: hipertexto, interactividad, multimedia y convergencia. *El Profesional de La Información, 19*(6), 561-567. https://doi.org/10.3145/epi.2010.nov.02

Masterman, M. (1970). The Nature of a Paradigm. En: I. Lakatos & A. Musgrave (Eds.), *Criticism and the Growth of Knowledge: Proceedings of the International Colloquium in the Philosophy of Science, London, 1965* (pp. 59–90). Cambridge University Press.

McCurdy, R. (1958). Toward a population literate in science. *The Science Teacher, 25*(6), 366-368.

Miller, J. D., & Pardo, R. (2005). Civic scientific literacy and attitude to science and technology: A comparative analysis of the European Union, the United States, Japan, and Canada. En *Between Understanding and Trust: The Public, Science and Technology*. https://doi.org/10.4324/9780203988978-16

Miller, J., Pardo, R., & Niva, F. (1997). Public Perceptions of Science and Technology: A Comparative Study of the EU, the US, Japan & Canada. Fundación BBV.

Moreno, I. (2003). *Narrativa Audiovisual Publicitaria.* Paidós.

Moulines, U. (2011). Cuatro tipos de desarrollo teórico en las ciencias empíricas. *Metatheoria, 2*(1), 11-28.

Multimedia: from Wagner to virtual reality. (2002). *Choice Reviews Online, 39*(6), 39-2840. https://doi.org/10.5860/choice.39-2840

Muñoz, E. (2012). La necesidad: modelo ontológico en la teoría de Pichón Riviére. *Perspectivas en Psicología, 9*(1), 45-54.

Nelkin, D. (1987). *Selling Science: How the Press Covers Science and Technology.* W. H. Freeman and Company.

Noguera, J. M. (2013). How open are journalists on Twitter? Trends towards the end-user journalism. *Comunicación y Sociedad, 26*, 93-114.

O'Reilly, T. (2005). What Is Web 2.0: Design Patterns and Business Models for the Next Generation of Software. *O'Reilly Media.* https://www.oreilly.com/

Okasha, S. (2007). *Evolution and the Levels of Selection.* Oxford University Press. https://doi.org/10.1093/acprof:oso/9780199267972.001.0001

Okasha, S. (2011). Theory choice and social choice: Kuhn versus Arrow. *Mind, 120*(478), 309-338. https://doi.org/10.1093/mind/fzr010

Pacheco, Q., & Ramón, Y. (2014). Las redes sociales como herramientas del periodismo digital. *Cultura: Revista de La Asociación de Docentes de La USMP, 28*, 115-135.

Peters, E., & Slovic, P. (1996). The Role of Affect and Worldviews as Orienting Dispositions in the Perception and Acceptance of Nuclear Power. *Journal of Applied Social Psychology, 26*(14), 1200-1226. https://doi.org/10.1111/j.1559-1816.1996.tb00079.x

Peters, E., & Slovic, P. (2000). The springs of action: Affective and analytical information processing in choice. *Personality and Social Psychology Bulletin, 26*(10), 1465-1475. https://doi.org/10.1177/01461672002612002

Peters, H. P. (2013). Gap between science and media revisited: Scientists as public communicators. *Proceedings of the National Academy of Sciences of the United States of America, 110*(Supplement_3), 14102-14109. https://doi.org/10.1073/pnas.1212745110

Piscitelli, A. (2002). *Ciberculturas 2.0: En la era de las máquinas inteligentes.* Paidós.

Popper, K. (1967). *La Sociedad Abierta y sus Enemigos.* Paidós.

Plantinga, A. (1993). *Warrant and Proper Function.* Oxford University Press.

Reichenbach, H. (1938). *Experience and Prediction.* The University of Chicago Press.

Reid, T. (1764). *An Inquiry into the Human Mind on the Principles of Common Sense.* Hackett Publishing Company.

Reid, T. (1785). *Essays on the Intellectual Powers of Man.* Hackett Publishing Company.

Reisch, G. A. (2005). *How the Cold War Transformed Philosophy of Science: To the Icy Slopes of Logic.* Cambridge University *Press* https://doi.org/10.1017/CBO9780511610318

Renó, L. (2015). Periodismo transmedia: Miradas múltiples. *Chasqui: Revista Latinoamericana de Comunicación, 1*(130), 13-15.

Rensmann, L. (2016). Max Horkheimer/Theodor W. Adorno: Dialektik der Aufklärung. Philosophische Fragmente, Querido: Amsterdam 1947, 275 S. (cit. en la edición de 1969). En *Klassiker der Sozialwissenschaften*. https://doi.org/10.1007/978-3-658-13213-2_38

Romero, D. (2016). *Fundamentos de lenguaje y comunicación*. Nueva Librería.

Royal Society. (1985). *Bodmer Report: The Public Understanding of Science*. Royal Society.

Russell, B. (1922). Physics and Perception. *Mind, 31*(124), 478-486. https://doi.org/10.1093/mind/xxxi.124.478

Saperas, E. (1985). Comunicación y anticipación utópica: Contribuciones de la teoría crítica de la Escuela de Frankfurt a la Sociología de la Comunicación. En M. De Moragas (Ed.), *Sociología de la comunicación de masas 1: Escuelas y autores* (pp. 163-178). Gustavo Gili.

Schermer, M. (2010). *Las fronteras de la ciencia: Entre la ortodoxia y la herejía*. ALBA.

Scolari, C., Micó Sanz, J., Navarro Güere, H., & Pardo, H. (2008). El periodista polivalente: Transformaciones en el perfil del periodista a partir de la digitalización de los medios audiovisuales catalanes. *Zer: Revista de Estudios de Comunicación = Komunikazio Ikasketen Aldizkaria, 13*(25), 107-126.

Soengas Pérez, X., Rodríguez Vázquez, A. I., & Abuín Vences, N. (2014). La situación profesional de los periodistas españoles: Las repercusiones de la crisis en los medios. *Revista Latina de Comunicación Social, 69*, 586-613. https://doi.org/10.4185/RLCS-2014-1003

Suppe, F. (1974). *The Structure of Scientific Theories.* University of Illinois Press.

Tejedor, S. (2007). La enseñanza del ciberperiodismo: Enseñar y aprender periodismo on-line. En VV. AA., *Estudios de Periodística XIII. La Periodística como disciplina universitaria: balance y perspectivas* (pp. 405-411). Universidad de Navarra.

Tejedor Calvo, S. (2006). La enseñanza del ciberperiodismo: Hacia una transversalidad mixta. *Zer: Revista de Estudios de Comunicación = Komunikazio Ikasketen Aldizkaria, 11*(21), 143-158.

Toffler, A. (1979). *La tercera ola.* Terra.

Torres Albero, C. (2005). Representaciones sociales de la ciencia y la tecnología. *Revista Española de Investigaciones Sociológicas (REIS), 111*, 9-43.

Wakefield, A. J., Murch, S. H., Anthony, A., Linnell, J., Casson, D. M., Malik, M., Berelowitz, M., Dhillon, A. P., Thomson, M. A., Harvey, P., Valentine, A., Davies, S. E., & Walker-Smith, J. A. (1998). Ileal-lymphoid-nodular hyperplasia, non-specific colitis, and pervasive developmental disorder in children. *Lancet (London, England), 351*(9103), 637–641. https://doi.org/10.1016/s0140-6736(97)11096-0

White, T. R., & Lasswell, H. D. (1939). Propaganda Technique in the World War. *The American Journal of International Law, 33*(2), 384-386. https://doi.org/10.2307/2190366

Wynne, B. (1991). Knowledge in Contexts. *Science, Technology and Human Values, 16*(1), 111-121.

Wynne, B. (1992). Misunderstood misunderstanding: Social identities and public uptake of science. *Public Understanding of Science, 1*(3), 281-304. https://doi.org/10.1088/0963-6625/1/3/004

Wynne, B. (1993). Public uptake of science: A case for institutional reflexivity. *Public Understanding of Science, 2*(4), 321-337. https://doi.org/10.1088/0963-6625/2/4/003

Wynne, B. (1995). The Public Understanding of Science. En S. Jasanoff, G. Markle, J. Peterson, & T. Pinch (Eds.), *Handbook of Science and Technology Studies* (pp. 361-388). SAGE Publications.

Wynne, B. (2006). Public engagement as a means of restoring public trust in science: Hitting the notes, but missing the music? *Community Genetics, 9*(3), 211-220. https://doi.org/10.1159/000092659

Ziman, J. (1991). Public understanding of science. Science, Technology, & Human Values, *16*(1), 99-105. https://doi.org/10.1177/016224399101600106

Bibliografía de la PARTE II

Acosta, L. (2020). Respuesta a la pandemia de COVID-19 en América Latina. *Revista Panamericana de Salud Pública, 44*.

AEP. (2021, 26 de septiembre). Eficacia y efectividad de las vacunas: revisión sistemática. *Asociación Española de Pediatría - Comité Asesor de Vacunas*.

Alberto-Paz Noguera, B. (2020). Tendencias de los diseños de políticas públicas sanitarias para la pandemia Covid-19 en América Latina. *Universidad y Salud, 22*(3).

Alfers, L., & Pryor, N. (2021). Políticas públicas durante la pandemia: qué hicieron los gobiernos para llegar a lxs trabajadorxs más vulnerables. *WIEGO*. https://www.wiego.org/es/blog/Pol%C3%ADticas%2 0p%C3%BAblicas%20durante%20la%20pandemia% 3A%20qu%C3%A9%20hicieron%20los%20gobierno s%20para%20llegar%20a%20lxs%20trabajadorxs%2 0m%C3%A1s%20vulnerables (último acceso: 16 de enero de 2023).

Almeida, V., Hurel, L., Alves Caetano, J., Meira, W., & Marques-Neto, H. (2022). Mapeo de la confusión informativa del COVID-19 en Brasil. *CENTRO LATAM DIGITAL*.

Almeida-Filho, N. (2021). Pandemia de Covid-19 no Brasil: equívocos estratégicos inducidos por retórica negacionista. *Principais elementos*, 214-225.

Amaya, P. (2015). Evaluar las políticas públicas. En *XX Congreso Internacional del CLAD sobre la Reforma del Estado y de la Administración Pública*. Lima.

Ámbito. (2022, 6 de enero). Bolsonaro llama "propaganda" a la vacunación infantil y omite datos de muertes de niños por Covid-19. *Ámbito*.

Ámbito. (2021, 4 de junio). Volvieron las insólitas conjeturas de Carrió: Cristina, Sputnik, satélites y armas. *Ámbito*.

Aminahuel, A. (2020). Política, federalismo y descentralización. *Perspectivas Revista De Ciencias Sociales, 5*(10), 360-378.

Aminahuel, A., Rodríguez, A., & Mathot, C. (2020). La comunicación de riesgo y crisis en clave federal. Reflexiones sobre la política comunicacional del gobierno argentino ante la pandemia del Covid-19. En *2° Congreso Latinoamericano de Comunicación de la UNVM* (pp. 179-196). Villa María: Instituto Académico Pedagógico de Ciencias Sociales, Universidad Nacional Villa María.

Amnistía Internacional. (2022). Desigual y letal. https://www.amnesty.org/es/latest/research/2022/09/desigual-y-letal/ (último acceso: 30 de diciembre de 2022).

AMS. (2020). Respuesta a la COVID-19. *WHO*.

Annes, M., Freytes, C., Kostecki, J., & Montenegro Mandes, R. (2020). Políticas públicas implementadas por el gobierno chileno para sortear los efectos de la pandemia. https://elaboraciones.sociales.unc.edu.ar/politicas-publicas-implementadas-por-el-gobierno-chileno-para-sortear-los-efectos-de-la-pandemia/.

Aos Fatos. (2022, 26 de diciembre). Em 1.455 dias como presidente, Bolsonaro deu 6.676 declarações falsas ou distorcidas. https://www.aosfatos.org/todas-as-declara%C3%A7%C3%B5es-de-bolsonaro/ (último acceso: 29 de diciembre de 2022).

Argentina.gob.ar. (2020, 31 de julio). Durante la pandemia el sistema de salud argentino aumentó en más del 40% el número de camas de terapia intensiva. https://www.argentina.gob.ar/noticias/durante-la-pandemia-el-sistema-de-salud-argentino-aumento-en-mas-del-40-el-numero-de-camas (último acceso: 24 de enero de 2023).

Argentina.gob.ar. (2022, 19 de octubre). La actividad industrial creció en septiembre un 3,7% interanual. *Argentina.gob.ar*.

Argentina.gob.ar. (2022, 22 de noviembre). Red Federal de Infraestructura Sanitaria. https://www.argentina.gob.ar/obras-publicas/red-de-emergencia (último acceso: 21 de diciembre de 2022).

Arreaza, A., López, O., & Toledo, M. (2021). La pandemia del COVID-19 en América Latina: impactos y perspectivas. Caracas: *CAF*.

AS/COA. (2022). Cronología: Rastreando el camino hacia la vacunación en América Latina. *AS/COA*.

Ayala-Colqui, J. (2022). El nacimiento del "liberfascismo" y los distintos modos de gestión de la pandemia en América Latina. *Prometeica, 24*.

Bajia, L., Chad, J., Dedecca, C., Domingues, J., Leite Gonçalves, G., Hertz, M., Lavinas, L., Ocké-Reis, C., & Rodriguez Ortiz, M. (2021). La tragedia brasileña del coronavirus/ COVID-19: Un análisis del desgobierno del gobierno federal, 2020-2021. *CLACSO*.

Bär, N. (2020, 17 de agosto). Coronavirus en la Argentina. Advierten que el sistema sanitario está alcanzando la saturación. *La Nación*.

Barral Grigera, N. (2021, 18 de junio). Macri busca politizar la pandemia en Argentina mientras se vacuna en Miami. *The Washington Post*.

BBC. (2020, 7 de julio). Bolsonaro da positivo por coronavirus: 8 polémicas frases con las que el presidente de Brasil minimizó el impacto del covid-19 antes de contagiarse. *BBC*.

BBC. (2020, 26 de octubre). Chile aprueba por abrumadora mayoría cambiar la Constitución de Pinochet: ¿qué pasa ahora y por qué es un hito mundial? *BBC*.

BBC. (2020, 9 de junio). Coronavirus en Brasil | "Bolsonaro sigue una estrategia y un método, que es generar caos": entrevista con el politólogo de la Universidad de Columbia Miguel Lago. *BBC*.

BBC. (2020, 13 de mayo). Coronavirus en Chile: el gobierno decreta el mayor confinamiento desde el inicio de la pandemia ante un explosivo aumento de contagios. *BBC*.

BBC. (2020, 19 de junio). Coronavirus en Chile: las imágenes de las protestas en Santiago por la difícil situación económica creada en Chile por la pandemia de covid-19. *BBC*.

BBC. (2021, 4 de diciembre). Jair Bolsonaro: el Tribunal Supremo de Brasil investiga al presidente por sus declaraciones sobre las vacunas contra la covid-19 y el sida. *BBC*.

Behrend, J., & Karamaneff, L. (2021). Subnational Variation in the Socioeconomic Response to the Pandemic in Argentina. *Trabajo y Sociedad, 22*(36), 175-202.

Belardo, M. B., & Herrero, M. B. (2020). Negacionistas, gradualistas y estrictos. El complejo engranaje entre las políticas, el tiempo y los sistemas de salud. En *Posnormales. Aislamiento Social Preventivo y Obligatorio*.

Benach, J., Malmusi, D., Yasui, Y., & Martínez, J. M. A. (2012). A new typology of policies to tackle health inequalities and scenarios of impact based on Rose's population approach. *Journal of Epidemiology and Community Health, 67*, 286-291.

Benítez, C. (2020). Covid-19: algunos aprendizajes para enfrentar la pandemia en Chile. *Debates de Política Pública, 35*.

BID. (2020). La política pública frente al Covid-19: Recomendaciones para América Latina y el Caribe. *Banco Interamericano de Desarrollo*.

Bimbi, B. (2021, 31 de diciembre). Bolsonaro, en guerra contra el pase sanitario y la vacunación infantil. *Télam*.

Bizberg, I. (2021). Las formas políticas ante la pandemia. *Desacatos: Revista de Ciencias Sociales, 65*.

Blackman, A., Ibáñez, A., Izquiero, A., Keefer, P., Mesquita Moreira, M., Schady, N., & Serebrisky, T. (2020). La política pública frente al COVID-19: Recomendaciones para América Latina y el Caribe. *Banco Interamericano de Desarrollo*.

BM. (2020). Panorama de la salud: Latinoamérica y el Caribe. *Banco Mundial*.

Cafferata, M. (2021, 12 de marzo). Juntos por el Cambio blanqueó que privatizaría la vacuna. *Página 12*.

Capital, La. (2020, 18 de diciembre). Bolsonaro sobre la vacuna de Pfizer: "Te puedes convertir en un yacaré y ellos no se responsabilizan". *La Capital*.

Carbelon, I., Dalla Lana, L., da Silva, M., & Manganelli Girardi Paskulin, L., Fernandes da Rosa, L., Aires, M. (2021). Importância do Envelhecimento saudável como Política Pública no Pós-Pandemia da Covid-19. En *Enfermagem gerontológica no cuidado do idoso em tempos da COVID-19*. https://publicacoes.abennacional.org.br/wp-content/uploads/2021/04/e5-geronto3-cap1.pdf

Carrara, C. (2021). Eficacia de la vacuna Sinopharm contra el COVID-19. *Evidencia, Actualización en la práctica ambulatoria, 24*(3).

Carrió, E. (2020, 23 de diciembre). Formulan denuncia. https://drive.google.com/file/d/1cX8zdeueiy7HarIRtV g6Kwb51pZunumW/view (último acceso: 28 de diciembre de 2022).

Carrió, E. (2020, 6 de agosto). La pandemia está siendo utilizada con el objetivo de establecer un estado de sitio. *Twitter*. https://twitter.com/elisacarrio/status/12914270334452 12161?ref_src=twsrc%5Etfw%7Ctwcamp%5Etweete mbed%7Ctwterm%5E1291427033445212161%7Ctw gr%5Eb12d03a2c1d6e576c62696229bd4b39fa4e7cd1 d%7Ctwcon%5Es1_&ref_url=https%3A%2F%2Fifra mely.pagina12.com.ar%2Fapi%2Fifra (último acceso: 26 de diciembre de 2022).

Carvalho, E. (2020). COVID-19 pandemic and the judicialization of health care: an explanatory case study. *Revista Latino-Americana de Enfermagem, 28*.

Carvalho, M., Lima, L., & Cláudia, M. (2020). Ciência em tempos de pandemia. *Cadernos de Saúde Pública, 36*(5). https://doi.org/10.1590/0102-311X00055520

Casajús, L., & Giorgi, N. (2020). El trabajo de los medios de comunicación universitarios en la pandemia. *Questión; Incidentes III. Parte I: Experiencias*.

Castañeda Meneses, P., & Cazorla Becerra, K. (s.f.). Concepciones de salud, Sistema de salud público/privado, Trabajo Social y Pandemia covid-19 en Chile. *Trabajo Social, 24*(1), 145–167.

Castiglioni, R. (2020). La política chilena en tiempos de pandemia: entre la (des)movilización social y la crisis sanitaria. *Nueva Sociedad*.

Castilla, M., Kunin, J., & Blanco Esmoris, M. (2020). Pandemia y nuevas agendas de cuidado. *Universidad Nacional de San Martín. Instituto de Altos Estudios Sociales*.

Castro de Matos, M. (2021). O neofascismo da política de saúde de Bolsonaro em tempos perigosos da pandemia da COVID-19. *Revista Humanidades e Inovação, 8*(35).

Cayón, D. (2020, 4 de diciembre). El kirchnerismo convirtió en ley el polémico impuesto a la riqueza. *Infobae.*

Cejudo, G., Michel, C., & de los Cobos, P. (2020). Respuestas para enfrentar la pandemia en América Latina y el Caribe: el uso de programas de transferencias monetarias y de sistemas de información de protección social. *Serie de documentos de política pública, PNUD América Latina y el Caribe.*

CEP. (2021). Evolución del trabajo remoto en Argentina desde la pandemia. *Centro de Economía Política.*

CEPAL. (2020). América Latina ante la crisis del COVID-19: Vulnerabilidad socioeconómica y respuesta social. *Comisión Económica para América Latina y el Caribe.*

CEPAL. (2022). Estudio de distribución de vacunas contra el COVID-19 en América Latina y el Caribe: el caso de Panamá. *Comisión Económica para América Latina y el Caribe.*

CEPAL. (2022). Los impactos sociodemográficos de la pandemia de COVID-19 en América Latina y el Caribe. *ONU.*

Chile, Biblioteca del Congreso Nacional de. (s.f.). Aislamiento y/o cuarentena. https://www.bcn.cl/leychile/consulta/listado_n_sel?comp=&agr=2&_grupo_aporte=&sub=1258&npagina=2&itemsporpagina=10&totalitems=174 (último acceso: 25 de enero de 2023).

Ciavelli, B. (2020). *Digesto Emergencia Sanitaria Coronavirus COVID-19* (Vol. 1). *Dirección Nacional del Sistema Argentino de Información Jurídica.*

Ciavelli, S. (2021). *Digesto Emergencia Sanitaria Coronavirus COVID-19* (Vol. 2). *Dirección Nacional del Sistema Argentino de Información Jurídica.*

Ciavelli, S. (2022). *Digesto Emergencia Sanitaria Coronavirus COVID-19* (Vol. 3). *Dirección Nacional del Sistema Argentino de Información Jurídica.*

Ciavelli, S. (2023). *Digesto Emergencia Sanitaria Coronavirus COVID-19* (Vol. 4). *Dirección Nacional del Sistema Argentino de Información Jurídica.*

Ciordia, C., Arpini, E., Roizen, G., Vázquez, M., Parra, M., & Palenzuela Fundora, Y. (2021). Políticas públicas y participación de niños, niñas y jóvenes durante la pandemia desde un abordaje cualitativo: Argentina y Chile, 2020-2021. *CLACSO.*

CIPPEC. (2022). La pandemia del COVID 19: Cuatro reflexiones en torno al rol del Estado y las capacidades de gestión pública. *CIPPEC.*

Clunes Clunes, R. (2020). Pandemia Covid-19 en Chile. *Question/Cuestión.*

Colombo, S. (2021, 9 de agosto). Las vacunas no deben tener ideología. *The New York Times.*

CONASS. (s.f.). CONASS - Conselho Nacional de Secreários de Salud. https://www.conass.org.br/indicadores-de-obitos-por-causas-naturais/ (último acceso: 16 de diciembre de 2022).

Cristaldo, P., Ruffinelli, R., Gavilán, S., García, B., Lo Bianco, A. (2020). Una vez más invisibles en pandemia: salud mental, personas con discapacidad y pueblos originarios. *Kera Yvoty: Reflexiones Sobre La cuestión Social, 5*(especial), 86–92.

Cronista. (2020, 7 de septiembre). Coronavirus en la Argentina: hubo "quema de barbijos frente al Obelisco. *Cronista.*

Cronista. (2021, 28 de diciembre). Coronavirus: Jair Bolsonaro se niega a vacunar a su hija de 11 años y ataca al ente regulador. *Cronista.*

de Souza Noronha, K., & Ferreira, M. (2020). Pandemia por COVID-19 no Brasil: análise da demanda e da oferta de leitos hospitalares e equipamentos de ventilação assistida segundo diferentes cenários. *Cadernos de Saúde Pública, 36*(6).

DEIS. (2021). Informe semanal de defunciones por COVID-19 N°30. *Ministerio de Salud del Gobierno de Chile.*

D'Eramo. (2021). Pandemia y políticas públicas en Argentina: cuatro tesis para aportar a una agenda de investigación en construcción. *Revista Administración Pública y Sociedad (APyS-IIFAP-FCS-UNC, 12.*

Duarte, A., & de Assis, M. (2020). Negação da Política e Negacionismo como Política: pandemia e democracia. *Educação & Realidade, 45*(4).

DW. (2021, 14 de junio). Chile: El campeón de la vacunación impone nuevos toques de queda. *DW.*

DW. (2020, 14 de junio). Nuevas protestas a favor y en contra de Jair Bolsonaro. *DW.*

DW. (2020, 12 de octubre). Nuevas protestas en Argentina contra el Gobierno y el confinamiento. *DW*.

El Ancasti. (2021, 22 de julio). Chile suspende vacunación por demoras de Pfizer en la entrega. *El Ancasti*.

Elauditor.com. (2022, 1 de diciembre). La AGN detectó "inconsistencias" en la venta de vacunas contra el Covid 19. *El Auditor*.

Elórtegui Gómez, C. (2020). La paradoja pandémica de la comunicación política en Chile. *Más poder local, 41*, 28-30.

El País. (2021, 9 de abril). El "escandaloso desequilibrio" en la distribución de vacunas contra la covid-19 para ricos y pobres. *El País*.

Espinosa-Castillo, M. (2021). *Implicaciones y oportunidades de la emergencia sanitaria por Covid-19*. Ediciones Díaz de Santos.

Falcão, P., & de Souza, A. (2021). Pandemia de desinformação: as fake news no contexto da Covid-19 no Brasil. *Revista Eletrônica de Comunicação, Informação & Inovação em Saúde, 15*(1), 55-71.

Farías Antognini, A., & Paz Trebilcock, M. (s.f.). Pandemia, desigualdade e proteção social neoliberal: Chile, um caso paradigmático. *Brazilian Journal of Latin American Studies, 20*(40), 189-209.

Farías, C. (2020). La comunicación de la emergencia en erupciones volcánicas en Chile y su impacto durante la pandemia del COVID-19. *REDER*, 123-124.

Federal, Senado. (2021). Informe final – Comisión de investigación parlamentaria de Covid-19. *Gobierno Federal de Brasil.*

Fernández, J. (2020). Un presidente entre la pandemia y el postbroadcasting. *Questión; Incidentes III. Parte I: Conflictos.*

Ferrandini, D. (2011). Algunos problemas complejos de salud. *Ministerio de Salud de la Nación.* https://www.ms.gba.gov.ar/ssps/capacitacion/cursos/ConcepcionesSalud-Ferrandini.pdf (último acceso: 14 de diciembre de 2022).

FIOCRUZ. (2022). COVID-19 - Balanço de dois anos da emergência em saúde pública de importância internacional e nacional. *FIOCRUZ.*

Fontela, M., Rasga Moreira, M., & Mendes Ribeiro, J. (2022). Argentina y Brasil: un análisis comparativo sobre la trayectoria de los sistemas de salud, 2001-2016. *Revista Movimiento.*

France24. (2021, 20 de octubre). Informe del Senado acusa a Bolsonaro de "crímenes contra la humanidad" por gestión de la pandemia. *France24.*

France24. (2020, 20 de febrero). Argentina: FMI declara "no sostenible" la deuda y pide "contribución" a acreedores privados. *France24.*

Galindo, J., & Rivas Molina, F. (2021, 27 de junio). América del Sur, epicentro mundial de la pandemia. *El País.*

García-Tejeda, E., & Torres Checa, D. (2021). La judicialización de la política de la salud en México: ¿cuál es el papel de los jueces ante la pandemia por COVID-19? *Jurídica Ibero, 11*.

Geographic, National. (2020, marzo). El confinamiento total para evitar el colapso sanitario, la única solución según un nuevo modelo matemático. *National Geographic.*

Gómez, B. (2022). Combinación de vacunas contra la COVID-19 y su eficacia: una propuesta teórica. *Pan American Journal of Public Health, 46*(16).

Gonçalves-Alvim, S., & Leal Pinheiro Marino, P. (s.f.). Fomento à ciência, tecnologia e inovação (CT&I) : mapeamento de políticas públicas no combate à pandemia de COVID-19 no âmbito estadual. *Revista Brasileira De Ciência Política, 37*.

Gonzalez, L. (2021). Política y Polarización en la Pandemia: ¿Qué gobiernos tuvieron más (y menos) muertes por COVID-19? En *Libro Abierto del Futuro*, de A., Kern, A., Sosa, N., Escribal, F., & Patrouilleau, M. Grimson. Jefatura de Gabinete de Ministros.

González, M. (2022). Estimación del cambio en la mortalidad de Argentina 2019-2021 por COVID-19. *ResearchGate.* https://www.researchgate.net/publication/359063356_ Estimacion_del_cambio_en_la_mortalidad_de_Argen tina_2019-2021_por_COVID-19_Informe_de_avance (último acceso: 27 de enero de 2023).

Google. (2023, 30 de enero). Informe de movilidad local sobre el COVID-19. https://www.google.com/covid19/mobility/?hl=es (último acceso: 30 de enero de 2023).

Gosman, E. (2020, 31 de marzo). Las Fuerzas Armadas de Brasil respaldan la decisión de Jair Bolsonaro de no decretar cuarentena para hacer frente al coronavirus. *Infobae.*

Graham, H. (2004). Tackling inequalities in Health in. *J Soc Policy, 33*, 115-131.

Grassi Calil, G. (2021). A negação da pandemia: reflexões sobre a estratégia bolsonarista. *Serv. Soc. Soc., São Paulo, 140*, 30-47.

Hale, T., Angrist, N., & Goldszmidt, R. et al. (2021). A global panel database of pandemic policies. *Nat Hum Behav, 5*, 529–538.

Hannon, M., Ridder, J. (2021) *The Routledge Handbook of Political Epistemology*. Routledge.

Heiss Bendersky, C. (s.f.). Chile: entre el estallido social y la pandemia. *Universidad de Chile.*

Hui, Y. (2020). *Fragmentar el futuro*. Caja Negra.

INFOBAE. (2020, marzo). Comenzó la cuarentena anunciada por Alberto Fernández y se extenderá hasta el 31 de marzo inclusive. *Infobae.*

INFOBAE. (2020, 19 de diciembre). "Presidente, usted es el comandante": el mensaje anti grieta de la oposición para respaldar a Alberto Fernández. *Infobae.*

INFOBAE. (2023, 17 de mayo). El contrato con AstraZeneca: el fiscal Marijuán citó como testigos a Santiago Cafiero y Cecilia Nicolini. *Infobae.*

INFOBAE. (2021, 30 de mayo). El intercambio de cartas entre Ginés González García y Pfizer por la negociación de la compra de vacunas. *Infobae.*

INFOBAE. (2020, 9 de julio). El mensaje de Mauricio Macri en las redes sociales mientras se realizaba el banderazo. *Infobae*.

INFOBAE. (2021, 3 de enero). Los países ricos se aseguraron vacunas contra COVID-19 para abastecer 3 veces su población. *Infobae*.

ISPA. (2020). La Argentina frente al COVID-19: desde las respuestas inmediatas hacia una estrategia de desarrollo de capacidades. *Red ISPA*.

Jujuy al Momento. (2020, 28 de marzo). En medio de la polémica, Nación mandó los 3 respiradores para Jujuy. *Jujuy al Momento*.

Lagos Ruiz, A., Quinde Avelino, H., & Cañarte Vélez, J. (2022). Tipos y esquemas de vacunas empleadas contra la COVID-19 en América Latina. *Revista Científica Arbitrada Multidisciplinaria PENTACIENCIAS, 4*(6), 359-369.

La Nación. (2021, 22 de enero). Coronavirus. Vacunas: crece el malestar contra Pfizer por el incumplimiento de las entregas en Canadá y la UE. *La Nación*.

La Nación. (2020, 4 de octubre). Javier Milei: "Este Gobierno impuso una cuarentena cavernícola y liberticida". *La Nación*.

La Nación. (2020, 25 de agosto). Javier Milei: "La cuarentena que impulsa el Gobierno es un delito de lesa humanidad". *La Nación*.

La Nación. (2020, 28 de diciembre). Las duras críticas de Nelson Castro sobre la vacuna Sputnik V. *La Nación*.

La Nación. (2023, 24 de enero). Un gobierno vacunado contra la vergüenza: omitir información sobre la planificación, adquisición y distribución de dosis contra el Covid es otro hecho gravísimo en el nefasto manejo de la pandemia. *La Nación*.

La Política Online. (2020, 10 de diciembre). Exclusivo: porqué la Argentina se quedó sin la vacuna de Pfizer. *La Política Online*.

Lara, E. (2022, 30 de octubre). Chile supera las 50 mil muertes confirmadas por covid-19. *BioBioChile*.

Lariguet, G., Yuan, M. (2021). COVID-19, teorías conspirativas y epistemología política. *Cuadernos filosóficos* (18). En *Memoria Académica*. Disponible en: https://www.memoria.fahce.unlp.edu.ar/art_revistas/pr.13439/pr.13439.pdf

Lazcano-Ponce, E., & Alpuche-Aranda, C. (2020). Alfabetización en salud pública ante la emergencia de la pandemia por Covid-19. *Salud Pública México*.

Leveau, C. (2021). Difusión espacio-temporal de muertes por COVID-19 en Argentina. *Revista Panamericana de Salud Pública, 45*.

Livert, F., Pressacco, F., & Cienfuegos, I. (2022). Sesgo político en la distribución de recursos durante la pandemia en Chile: evidencia para un país centralizado. *Papel Político, 27*.

Londoño, E. (2020, 18 de noviembre). Brasil disminuye los contagios de COVID-19 y la popularidad de Bolsonaro aumenta. *New York Times*.

Londoño, E. (2020, 18 de junio). Brasil, entre la pandemia y la convulsión política. *New York Times*.

Longobardi, M. (2021, 5 de junio). Argentina ha politizado la herramienta sanitaria más importante en el mundo: las vacunas. *CNN*.

Lourenço, C., Tavares de Andrade, C., Aguiar Pereira, C., Martins, M., Lemos Lima, S., & Portela, M. (2020). Hospitalizaciones por COVID-19 en el Sistema Único de Salud (SUS) de Brasil. *PLoS ONE, 15*(12).

Lustig, N., & Mariscal, J. (2020). Latinoamérica en el centro de la pandemia: las respuestas durante la primera fase. *Pensamiento Iberoamericano*, 50-62.

Macedo Duarte, D., & Assis Cesar, M. (2020). Negação da Política e Negacionismo como Política: pandemia e democracia. *Educação & Realidade, 45*.

Machado Sturza, J., & Alves Saikoski, B. (2021). A saúde como um direito de todos e para todos: a pandemia e o acesso ao SUS no Estado Democrático de Direito. *Revista Húmus, 11*(33).

Manfredi-Sánchez, J., Amado-Suárez, A., & Waisbord, S. (2021). Presidential Twitter in the face of COVID-19: Between populism and pop politics. *Comunicar, 66*, 83-94.

Martins da Silva, S., de Souza Santana, M., & Arruda Latorraca, E. (2021). Os impactos da redução de investimento público no SUS na pandemia de COVID-19 no Brasil. *SCIAS. Direitos Humanos E Educação, 41*(1), 47-65.

Medina Hernández, E., Muñiz Olite, J., & Barco Llerena, E. (2022). Análisis multidimensional de la evolución de la pandemia de la COVID-19 en países de las Américas. *Revista Panamericana de Salud Pública, 46*.

Mendonça Guimarães, R., & Rasga Moreira, M. (2022). ¿Cómo el efecto de contexto del negacionismo refuerza la opresión de las personas vulnerables y determina negativamente la salud? *The Lancet, 12*.

Menéndez, E. (s.f.). Consecuencias, visibilizaciones y negaciones de una pandemia: los procesos de autoatención. *Salud Colectiva, 16*.

Mercado, S. (2020, 29 de junio). Unos 300 intelectuales, científicos y periodistas aseguran que la Argentina vive "una infectadura". *Infobae*.

MINSAL. (s.f.). Grupos objetivos para vacunación contra SARS-CoV-2 según el suministro de vacunas. *MINSAL - Departamento Inmunizaciones - DIPRECE*.

MINSAL. (2020). Lineamientos técnico operativos vacunación SARS-CoV-2. *MINSAL*.

MINSAUDE. (2022). Plano Nacional de Operacionalização da Vacinação contra a Covid-19. *Ministério da Saúde, Secretaria de Vigilância em Saúde, Departamento de Imunização e Doenças Transmissíveis*.

MINSAUDE. (2020). Vacinação contra a Covid-19 será feita em quatro fases. *Ministério da Saúde*.

Montalvo Jaaskelainen, F. (2020). Pandemias, política y ciencia: el papel de la ciencia y los científicos en la solución de los conflictos derivados de la pandemia de la COVID-19. *Cuadernos de Bioética, 31*(102), 151-165.

Morales Quiroga, M. (s.f.). Estallido social en Chile 2019: participación, representación, confianza institucional y escándalos públicos. *Análisis político, 98*, 3-25.

MSAL. (2021). El Ministerio de Salud presentó estudio sobre exceso de mortalidad en 2020 por COVID-19. *Gobierno de Argentina.* https://www.argentina.gob.ar/noticias/el-ministerio-de-salud-presento-estudio-sobre-exceso-de-mortalidad-en-2020-por-covid-19 (último acceso: 16 de diciembre de 2022).

MSAL. (2020). Plan estratégico para la vacunación contra la COVID-19 en la República Argentina. *Ministerio de Salud de la Nación.*

MSAL. (2021). Vizzotti anunció la autorización de la vacuna Sinopharm para mayores de 60 años. *Ministerio de Salud de la Nación.*

Muller Machado, L. (2021). *Legado de uma pandemia.* Autografía.

Muñoz-Pogossian, B. (2021). Participación política de grupos en situación de vulnerabilidad en la pandemia. En *Covid-19, Estado de derecho y procesos electorales en Latinoamérica*, de M-C. Querido & L. Fuchs (pp. 123-148). Konrad Adenauer Stiftung - Transparencia electoral.

Narváez Hoyos, D., & Ramírez León, F., & Berrocal Mendoza, M. (2022). Las implicaciones socio-económicas de la pandemia por COVID-19: ideas para la acción en políticas públicas. *Trabajo Social, 24*(1), 235-241.

Nercesian, I., Cassaglia, R., & Morales Castro, V. (2021). Pandemia y políticas sociosanitarias en América Latina. *Apuntes, 48*(89).

Nodal. (2020, 1 de julio). La ocupación de camas en la capital está al 94% y en junio se duplicaron las muertes. *Nodal.*

Nogueira, J., Rocha, D., & Akerman, M. (2021). Políticas públicas adoptadas en la pandemia de la COVID-19 en tres países de América Latina: contribuciones de la Promoción de la Salud para no volver al mundo que existía. *Global Health Promotion, 28*(1), 117-126.

NYT. (2023, 26 de enero). Tracking Coronavirus Vaccinations Around the World. *The New York Times.*

OBLAT. (2020). Políticas públicas en América Latina frente al COVID-19: Argentina y países limítrofes, América del Sur, Caribe y Centroamérica. *Observatorio Electoral de América Latina.*

OHCHR. (s.f.). Acerca de la buena gobernanza y los derechos humanos. *Oficina del Alto Comisionado de las Naciones Unidas para los Derechos Humanos.* https://www.ohchr.org/es/good-governance/about-good-governance (último acceso: 14 de diciembre de 2022).

Ojeda Pereira, I., & Campos Medin, F. (2020). Estallido Social y COVID-19 en Chile: Reconstruir la política pública y la institucionalidad desde la porosidad y la resonancia. *Espacio Abierto (Universidad del Zulia),* 196-208.

OMS. (2022). Estimating global and country-specific excess mortality during the COVID-19 pandemic. *University of Washington.*

OPS. (2002). La salud pública en las Américas: Nuevos conceptos, análisis del desempeño y bases para la acción. *Organización Panamericana de la Salud.*

OPS. (2022). Dos tercios de la población de América Latina y el Caribe ya está vacunada contra la COVID-19. *Organización Panamericana de la Salud.*

OPS. (2020). Entender la infodemia y la desinformación en la lucha contra la COVID-19. *Organización Panamericana de la Salud.* https://iris.paho.org/bitstream/handle/10665.2/52053/Factsheet-Infodemic_spa.pdf (último acceso: 24 de enero de 2023).

OPS. (2020). Las funciones esenciales de la salud pública en las Américas: Una renovación para el siglo XXI. Marco conceptual y descripción. *Organización Panamericana de la Salud.*

Ortiz, F. (2020, 8 de mayo). The Lancet critica postura del presidente de Brasil ante COVID-19. *SciDev.*

OWID. (2022). Our World in Data. https://ourworldindata.org/ (último acceso: 30 de diciembre de 2022).

Página12. (2021, 23 de abril). Ahora Elisa Carrió dice que su denuncia por envenenamiento fue "un acto de protesta" por los derechos humanos en Rusia. *Página 12.*

Página12. (2021, 20 de enero). Italia demanda a Pfizer por demorar la entrega de vacunas. *Página 12.*

Página12. (2020, 29 de diciembre). Juntos Por el Cambio se dividió frente a la vacuna rusa. *Página 12*.

Palacios, A. (2020). Discapacidad y derecho a la igualdad en tiempos de pandemia. *Pensar, 25*(4).

Paúl, F. (2020, 30 de abril). "El sistema chileno es más cruel que el coronavirus": el rebrote de las manifestaciones en Chile en medio de la pandemia. *BBC*.

Paúl, F. (2020, 23 de abril). Coronavirus en Chile | "Nueva normalidad": la "arriesgada" y polémica apuesta del país para retomar la actividad económica y escolar en medio de la pandemia. *BBC*.

Pedemonte, D. (2021). Modelos de comunicación en el discurso del presidente argentino Alberto Fernández durante la crisis de la pandemia. *Más poder local*, 74-95.

Pedroso, R. (2021, 20 de octubre). Senadores de Brasil presentan informe que acusa a Jair Bolsonaro de 10 crímenes, incluidos crímenes de lesa humanidad. *CNN*.

Peñafiel-Chang, L., Camelli, G., & Chang-Peñafiel, P. (2020). Pandemia COVID-19: Situación política - económica y consecuencias sanitarias en América Latina. *UNEMI, 13*(2020).

Pereira, B., Santana, C., Amorim, F., Lenin, L., & Oliveira, L. (2021). Violações dos direitos à saúde dos povos indígenas isolados e de recente contato no contexto da pandemia de COVID-19 no Brasil. *Fiocruz-SI*.

Pérez Chiconi, S. (2021, 2 de junio). Juntos por el Cambio presentó una denuncia para investigar al Gobierno por la compra de vacunas. *Noticias Argentinas*.

PERFIL. (2021, 26 de febrero). En pugna con Pfizer por condiciones, Bolsonaro amenaza con vetar sus vacunas. *PERFIL*.

PERFIL. (2021, 28 de septiembre). Graciela Ocaña cree "conveniente" suspender "las compras y la elaboración de la Sputnik V". *Perfil*.

PERFIL. (2020, 1 de septiembre). Los creadores de "infectadura" ahora acusan al Gobierno de "uso ilegal del terror sanitario". *Perfil*.

PERFIL. (2021, 26 de febrero). Un informe internacional dijo que Pfizer pidió "activos soberanos" a Argentina y Brasil. *Perfil*.

Pertot, J. (2020, agosto). Elisa Carrió volvió a la política sin ánimo de cerrar la grieta. *Página12*.

Petri, L. (2020, 2 de noviembre). Twitter. https://twitter.com/luispetri/status/1323357569931509 761?ref_src=twsrc%5Etfw%7Ctwcamp%5Etweetemb ed%7Ctwterm%5E1323357569931509761%7Ctwgr %5E0dc7a91dcb086c336fe61939a98bc9bcedc0d53a %7Ctwcon%5Es1_&ref_url=https%3A%2F%2Fwww .lanacion.com.ar%2Fpolitica%2Fcritic (último acceso: 29 de diciembre de 2022).

pharmabaires.com. (2020, 19 de octubre). Polémica por la inmunidad soberana concedida en los contratos por las vacunas Covid. *Pharmabaires*.

Pinto, T. P., Martins, S., & Oliveira, R. (2020). O Federalismo Brasileiro em tempos de pandemia da COVID-19. *GIGAPP Estudios Working Papers, 7*, 182-189.

Pitta, S. (2020, 30 de mayo). La democracia está en peligro. *Google Forms*.
https://docs.google.com/forms/d/e/1FAIpQLSc0vddQ ft-
M4IpuPlPg6EGPKce_RX5Bx5uE2nvtxSNWgyXkIw/ viewform (último acceso: 26 de diciembre de 2022).

Pizzi, N. (2021, 6 de julio). AstraZeneca entregó a la Justicia decenas de mails sobre la firma del contrato: investigan por qué se demoró la llegada de las vacunas. *Infobae*.

Prat Gay, A. (2020, 1 de enero). *Facebook*. https://facebook.com/alfonsopratgay.ok.

Quiroz Reyes, C. (2020). Consecuencias del Cierre de Escuelas por el Covid-19 en las Desigualdades Educativas. *Revista Internacional de Educación para la Justicia Social, 9*(3).

Ramacciotti, K. (2020). La salud pública en la Argentina en tiempos de coronavirus. *História, Ciências, Saúde-Manguinhos, 28*(1), 301-305.

Rasga Moreira, M. (2019). Sistemas de Saúde, Enfrentamento das Desigualdades Sociais e Melhoria das Condições de Vida: O gap entre Europa e América do Sul está aumentando? *Fundação Oswaldo Cruz*.

Rasga Moreira, M., Mendes Ribeiro, J., & Fontela, M. (2022). Hibridismo, sistema de salud y democracia. *Revista Movimiento, 39*, 40-43.

Rasga Moreira, M., Mendes Ribeiro, J., Langsam, M., Monsalvo, M., & Fontela, M. (2018). Protección social y sistemas de salud en perspectiva comparada. Una hipótesis de trabajo para las agendas políticas en Brasil y Argentina. *Revista [i]salud, 13*(64), 57-64.

Reis, A. (2020). Desigualdades de gênero e raça na pandemia de Covid-19: implicações para o controle no Brasil. *Saúde em Debate, 44*, 324-340.

Riquelme-Macalusso, C. (2022). Risk Communication in the Context of the COVID-19 Pandemic in Chile. *International Journal of Odontostomatology, 16*(1), 92-99.

Ritchie, H. (2023). Google Mobility Trends: How has the pandemic changed the movement of people around the world? *Our World in Data*.

Rivas Molina, F., & Galindo, J. (2021, 6 de marzo). Vacunas para pocos en América Latina. *El País*.

Rocamora, V., Roitman, C., Olivares Ramírez, Y., & Toloza Provoste, M. (2022). Communicate the risk of SARS-COV-2: Televised reports from the Chilean Ministry of Health. *Cuadernos.info, 52*, 69-90.

Rocha, T. (2021). Plan nacional de vacunación contra el COVID-19: uso de inteligencia artificial espacial para superar desafíos. *Ciência & Saúde Coletiva, 26*(5), 1885-1898.

Rodriguez, M., & Aminahuel, A. (2021). El desafío de comunicar el riesgo en clave federal. Análisis de la política comunicacional del gobierno argentino en el marco de la pandemia COVID-19. *XXIII Congreso de la Red de Carreras de Comunicación (REDCOM)*, Universidad Nacional de Entre Ríos.

Romero, S., Casado L., & Andreoni, M. (2020, 10 de junio). The New York Times advierte sobre un posible autogolpe militar en Brasil. *Infobae*.

Rosales Flores, R., Pereira Abagaro, C., Valongueiro Alves, S., Boy, M., Muñoz Muñoz, C., & Marmolejo, J. (2021). Impactos del COVID-19 en América Latina: políticas sanitarias disímiles, resultados dispares: La situación de Argentina, Brasil, Chile y México. En *La pandemia social de COVID-19 en América Latina: Reflexiones desde la Salud Colectiva*, de R. Pereira Abagaro, C. Valongueiro Alves, S. Boy, M. Muñoz Muñoz, C. Marmolejo, & J. Rosales Flores (pp. 29-66). *Teseo*.

Roth Deubel, A. (2020). La Gestión De Las Pandemias: Del Régimen Eclesiástico a La Nueva Gestión Pública. *Mundos Plurales - Revista Latinoamericana De Políticas Y Acción Pública, 7*(2), 9-34.

Ruiz-Pérez, I., & Pastor-Moreno, G. (2021). Medidas de contención de la violencia de género durante la pandemia de COVID-19. *Gaceta Sanitaria, 35*(4), 389-394.

saludconlupa.com. (2020, 27 de abril). Latinoamérica en cuidados intensivos. *Salud con Lupa*. https://saludconlupa.com/series/coronavirus/latinoamerica-en-cuidados-intensivos/ (último acceso: 24 de enero de 2023).

Sanahuja, J. (2020). COVID-19 en América Latina: la economía política de las respuestas gubernamentales. *Pensamiento Iberoamericano*, 22-31.

Sedano, R. (2021, 10 de marzo). A ritmos desiguales avanza la vacunación contra el Covid-19 en América Latina. *France24*.

Segura, M. (2020). Con alerta pero sin pánico. El rol de los medios durante la pandemia. *Revista de la Facultad de Ciencias Médicas de Córdoba (Universidad Nacional de Córdoba. Facultad de Ciencias Médicas)*.

Silva, W. (2020). A centralidade do SUS na pandemia do coronavírus e as disputas com o projeto neoliberal. *Physis: Revista de Saúde Coletiva, 30*(22).

Silveira Moreira, Rafael da. (2020). COVID-19: unidades de terapia intensiva, ventiladores mecânicos e perfis latentes de mortalidade associados à letalidade no Brasil. *Cadernos de Saúde Pública, 36*(5).

Slimovich, A. (s.f.). La mediatización política durante la pandemia por COVID-19. La argumentación en las redes sociales de Alberto Fernández y Mauricio Macri. *Dixit, 34*, 1-14.

Slimovich, A. (2021). Pandemia global y política mediatizada: La comunicación presidencial argentina y sus repercusiones en Twitter en el primer semestre 2020. *Comunicación y Hombre*.

Smink, V. (2020, 21 de octubre). Coronavirus en Argentina: 4 motivos por los que el país llegó al millón de infectados de covid-19 a pesar de haber impuesto la cuarentena más larga del mundo. *BBC*.

Smink, V. (2020, 5 de junio). Coronavirus en Argentina: 5 controversias de la estricta cuarentena en el país sudamericano, que ya es más larga que la de Wuhan. *BBC*.

SputnikV. (2021, 19 de abril). La efectividad de la vacuna "Sputnik V fue del 97,6%. *Sputnik News*. https://sputnikvaccine.com/esp/newsroom/pressreleas es/la-efectividad-de-la-vacuna-sputnik-v-fue-del-97- 6-seg-n-el-an-lisis-de-los-datos-obtenidos-de-3-8-m/ (último acceso: 21 de diciembre de 2022).

Statista (2020). *El impacto de la pandemia en la economía mundial.* https://es.statista.com/grafico/23672/variacion- interanual-del-pib-real-en-paises-seleccionados-en- 2020/

Stringency Index. (2021). https://ourworldindata.org/covid- stringency-index (último acceso: 21 de diciembre de 2022).

Stuker, P., Andrade Matias, K., & Oliveira Alencar, J. (2020). Políticas Públicas à violência doméstica em tempos da pandemia de COVID-19. *O Público e o Privado, 37.*

Suárez-Ruíz, E. J. (2021). La polarización política como problema de salud pública durante la pandemia de COVID-19. *Cuadernos Filosóficos, 18.*

Svampa, M. (2021). La pandemia desde América Latina. *Nuso, 291.*

Tavares de Andrade, C., Lemos Lima, S., Aguiar Pereira, C., Martins, M., Gameleira Soares, F., & Portela, M. (2022). Evolução da disponibilidade dos leitos de terapia intensiva na rede hospitalar do Brasil para o enfrentamento da emergência sanitária. En *Covid-19: desafios para a organização e repercussões nos sistemas e serviços de saúde*, de M. Reis & L. Lima (pp. 131-144). *Observatório Covid-19 Fiocruz.*

Télam. (2021, 23 de febrero). Denunciaron a Larreta por "privatizar" la vacunación y por un presunto centro paralelo. *Télam*.

Télam. (2021, 18 de junio). Macri definió al coronavirus como "una gripe, un poco más grave". *Télam*.

Télam. (2021, 23 de febrero). Marijuan pidió desestimar la denuncia de Carrió contra el Gobierno por "envenenamiento". *Télam*.

The New York Times. (2021). *Covid in the U.S.: Latest map and case count.* https://www.nytimes.com/interactive/2021/us/covid-cases.html

UNDP. (2021/22). Human Development Report. *Programa de las Naciones Unidas para el Desarrollo*.

Unesco. (2021). Respuestas de política pública y desafíos para garantizar el bienestar de la primera infancia en tiempos de COVID-19: un análisis comparado para América Latina. *UNESCO IIEP Buenos Aires*.

UNICEF. (2021). Desafíos de las políticas frente a la crisis de los cuidados. *Ministerio de Economía*.

University, Duke. (2022). Number of confirmed doses of COVID-19 vaccines for Chile as of June 1, 2022, by vaccine producer. *Statista*. www.statista.com (último acceso: 29 de diciembre de 2022).

University, Hopkins. (2022). Mortality Analyses. *Johns Hopkins University Coronavirus Resource Center*. https://coronavirus.jhu.edu/data/mortality (último acceso: 29 de diciembre de 2022).

Vaitsman, J., Mendes Ribeiro, J., & Jardim Motta, J. (2019). Sistemas Híbridos de Saúde: uma análise comparada internacional de políticas de proteção e equidade. *CEBES*.

Vega Salas, M., Caro, P., & Egaña Valenzuela, R. (2020, 31 de agosto). Análisis comparativo de la política social económica chilena durante la pandemia. *CiperChile*.

Ventura, D. (2021). De líder a paria de la salud global: Brasil como laboratorio del "neoliberalismo epidemiológico" ante la Covid-19. *Foro Internacional, 6*(12), 427-467.

Vidal, J. (2020). Pandemia de COVID-19 y Estado: ¿Hacia una nueva configuración administración-Estado? *Cadernos EBAPE.BR, 18*(4).

Villamizar Duarte, N., & Ardila Pinto, A. (2020). Políticas de movilidad y gestión de la pandemia en ciudades latinoamericanas. En *Las ciudades ante el COVID-19: nuevas direcciones para la investigación urbana y las políticas públicas*, de G. López García & D. Delgado Ramos (pp. 134-147).

Viruses, Coronaviridae Study Group of the International Committee on Taxonomy of. (2020). The species Severe acute respiratory syndrome-related coronavirus: classifying 2019-nCoV and naming it SARS-CoV-2. *Nature Microbiology, 5*, 536-544.

WHO. (s.f.). Coronavirus (COVID-19) Dashboard. *Organización Mundial de la Salud*. https://covid19.who.int/table (último acceso: 13 de diciembre de 2022).

Xavier, D., Silva, E., & Lara, F. (2022). Involvement of political and socio-economic factors in the spatial and temporal dynamics of COVID-19 outcomes in Brazil: a population-based study. *The Lancet Regional Health - Americas*.

Yen-Chin, L., Rei-Lin, K., & Shin-Ru, Shih. (2020). COVID-19: The first documented coronavirus pandemic in history. *Biomedical Journal, 43*(4), 328-333.

9 798340 719089